Dietmar Bittau

# SEHEN
## WIE EIN ADLER

Ein ganzheitliches Trainingsprogramm
zur Verbesserung des Sehvermögens

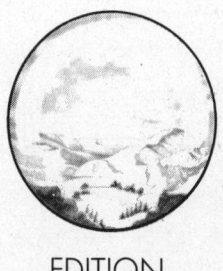

EDITION
SCHANGRILA

Impressum

Erste Auflage 1985
© Edition Schangrila, Haldenwang
Alle Rechte vorbehalten
Umschlaggestaltung: Wolfgang Jünemann,
unter Verwendung eines Fotos von
Bruno Lucas Kneer
Fotos im Innenteil: Herbert Zippold
Layout: Monika Jünemann
ISBN 3-924624-22-4

Printed in Germany

# Inhaltsverzeichnis

# Einleitung

Auf dem Gebiet der Heilung von Sehschwächen haben es Außenseiter nicht leicht. Groß ist die Zahl der schulmedizinisch ausgebildeten Augenärzte, die sich über die Verordnung von Brillen und Kontaktlinsen hinaus keine weiteren Gedanken zur Therapie machen. Dabei sind Sehhilfen lediglich Prothesen und können somit niemals zur Heilung beitragen, in der Regel verschlechtert sich die Sehkraft *zusehends.* Da in unseren Breiten bereits schon jeder Zweite zeitweise oder dauernd eine Brille trägt, hat man sich an diesen Anblick gewöhnt. Selbst brilletragende Kinder fallen nicht mehr auf, was vor wenigen Jahrzehnten noch ein trauriger Anblick war. Doch wo liegen die Gründe dieser geradezu epidemieartig um sich greifenden Störung? Und weshalb finden wir besonders in sogenannten zivilisierten Ländern besonders viele Sehschwache?

Dieses Buch will darauf eine Antwort geben, möchte einen alternativen Weg aufzeigen, der zur wirklichen Heilung führen kann. Mit echtem Bemühen ist dieses Ziel für viele Brillenträger erreichbar: Ein Leben frei von Vorsatzlinsen und damit ein befreites Sehen. Letztendlich kommt dieses Bemühen nicht nur den Augen zugute, sondern führt zu einem insgesamt entspannteren und bewußteren Leben.

Ich wünsche mir, daß meine hier vorgestellten Erfahrungen und die daraus entwickelten Übungen Einlaß finden, denn nur durch Öffnung von Grenzen kann Neues aufgenommen und verarbeitet werden.

Es wird eine Arbeit an den Augen, aber auch an sich selbst werden. Ich möchte nur ein Begleiter auf dem Weg sein, den jeder für sich gehen wird.

Dietmar Bittau

# Die Augen sehen nicht

Die Augen sehen nicht, ebensowenig wie unsere Ohren hören und unsere Nase riecht. Die Augen sind lediglich Empfindungsorgane. Die Wahrnehmung geschieht auf einer anderen Ebene. Unsere Sinnespforten nehmen Impulse auf, die über Nervenbahnen zum Gehirn gelangen. Es sind Kontraste, also Hell-Dunkel-Unterschiede, und Farben, die als Impulse zu den Sehzentren geleitet werden. Bis dorthin können wir den organischen Teil des Sehvorgangs verfolgen. Doch wir *sehen* noch nicht. Die eigentliche visuelle Wahrnehmung ist ein Bewußtwerdungsprozeß. Was mir bewußt wird, das sehe ich. Oder anders gesagt: Nicht die Augen oder das Gehirn sehen, „ich" sehe. Wer sich dies einmal ganz klar macht, versteht, wie uneffektiv die ganzen Diskussionen um die Ursachen von Sehstörungen oder Sehfehlern sein können, solange sie nur im Auge oder generell im organischen Bereich des Sehvorgangs gesucht werden. Dort sind sie nicht zu finden. Denn Sehen ist ebenso ein seelisch-psychischer Vorgang. Man kann es auch auf andere Weise verdeutlichen: Lege dieses Buch beiseite, setze Dich bequem hin, schließe die Augen und stelle Dir eine Blume vor. Mit einiger Übung, oder auch schon sofort, kannst Du sie deutlich sehen, ihre Form und Farbe beschreiben und sie anschließend aus dem Gedächtnis reproduzieren. Du erfährst in diesem Moment den Sehvorgang, der ohne Be-

7

teilung der Augen auf einer anderen Ebene stattfindet. Nicht ohne Grund spricht man auch vom „inneren Auge". Aus diesem tieferen Verständnis heraus wird klar, daß Sehschwäche, also die Einschränkung der Wahrnehmung, auch genau dort passiert, im Bewußtseinsbereich. Wenn man nicht klar und deutlich sehen kann, macht man sich die Dinge nicht klar und deutlich bewußt. Auf diesen Nenner lassen sich letztendlich alle Sehprobleme bringen. Weshalb wir uns hier dennoch größtenteils mit dem Organ Auge beschäftigen, hat folgenden Grund.

Der Mensch ist eine Einheit aus Körper, Seele und Geist. Der Geist als Vertreter des Lebensprinzips kann beim Sehvorgang außeracht gelassen werden. Wichtig ist die Beziehung Körper – Seele (Seele = Bewußtsein). Zum Wesen einer Einheit gehört, daß sich die einzelnen Teile auf allen Ebenen ausdrücken. So zeichnet sich das Seelische im Körper und umgekehrt das Körperliche im Seelischen ab. Unser Körper ist damit ein genaues Abbild seelischer Inhalte und Vorgänge. Da sich die Seele der unmittelbaren Betrachtung entzieht, konzentrieren wir uns stärker auf die „Sprache" des Körpers, um Prozesse und Abläufe im Bewußtsein zu erkennen und zu verstehen. Dies entspricht der uralten Erkenntnis, daß gemäß dem Prinzip der Analogie Gesetzmäßigkeiten eines Systems Rückschlüsse auf Gesetzmäßigkeiten eines anderen Systems erlauben. Auf den Sehvorgang bezogen heißt das, daß wir von den körperlichen Funktionsprinzipien des Auges Rückschlüsse über die „Sichtweise" des Seelischen ziehen können.

# Kleine
# Anatomie des Sehvorgangs

Jeder körperliche Ausdruck hat seine Entsprechung im seelischen Bereich. Betrachten wir vor diesem Hintergrund die Anatomie und Funktion des Auges, dessen häufigste Veränderungen und Störungen. Diese werden wir auf die Bewußtseinsebene übertragen, um zu verstehen, was unsere Wahrnehmung sowie deren Einschränkung uns sagen kann.

## Horizontalschnitt durch das menschliche Auge

Lichtstrahlen, die von der Außenwelt reflektiert werden, gelangen über Hornhaut, vordere Augenkammer, Linse und Glaskörper zur Netzhaut, der innersten der Augenhäute mit ihrer lichtempfindlichen Schicht aus sensiblen Nervenzellen. Diese Lichtreize lösen photochemische Prozesse aus, die als Nervenimpulse über den Sehnerv zum Gehirn geleitet werden. Bedingung für klares Sehen ist, daß die Reflexionen in einem Punkt auf der Netzhaut auftreffen. Dies ist der Brennpunkt. Der gelbe Fleck ist die Stelle des schärfsten Sehens, da dieser besonders viele lichtempfindliche Zellen enthält. Um sich im Brennpunkt auf der Netzhaut zu vereinigen, müssen die reflektierten

## Horizontalschnitt durch das menschliche Auge

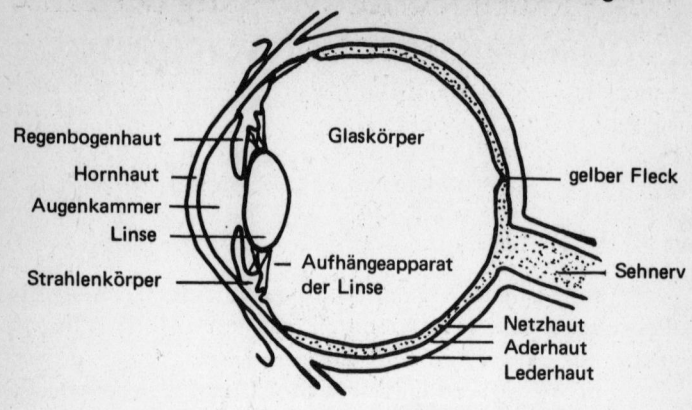

Regenbogenhaut

Hornhaut

Augenkammer

Linse

Strahlenkörper

Glaskörper

Aufhängeapparat
der Linse

gelber Fleck

Sehnerv

Netzhaut
Aderhaut
Lederhaut

## Strahlengang und Brechungsanomalien

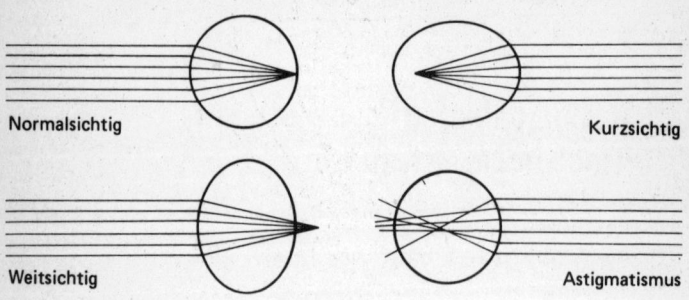

Normalsichtig

Kurzsichtig

Weitsichtig

Astigmatismus

Lichtstrahlen gebrochen werden. Das geschieht durch die Krümmung von Hornhaut und Linse. Bei der Einstellung des Auges auf unterschiedliche Entfernungen – auch Akkomodation genannt – sind neben der variablen Linsenkrümmung auch die umgebenden Muskeln des Augapfels beteiligt. Sie verändern je nach Entfernung des Objekts der Betrachtung die Achsenlänge des Augapfels.

# Der Akkomodationsvorgang der Linse

Obere Hälfte / Naheinstellung
Untere Hälfte / Ferneinstellung

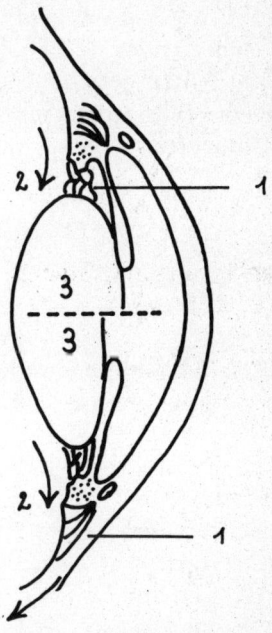

Naheinstellung: Der Ziliarmuskel (1) kontrahiert, der Aufhängeapparat der Linse (2) entspannt, die Linse (3) nimmt ihre verdickte Eigenform an.
Ferneinstellung: Der Ziliarmuskel (1) erschlafft und wird durch die Augenhäute nach außen und hinten gezogen, der Aufhängeapparat der Linse (2) spannt sich und zieht die Linse (3) in eine flache Form.

Die Akkomodation wird durch Spannung und Entspannung von Muskeln am und im Auge bewirkt. Die Ziliarmuskeln sorgen dabei für die Anpassung der Linse. Entspannung bedeutet hier deutliches Sehen in der Ferne. Kontraktion oder Anspannung läßt in der Nähe deutlich sehen. Bei der korrekten Brennpunkteinstellung ist aber auch die Form des Augapfels wichtig. Diese ist flexibel und ändert sich mit der Tätigkeit der umgebenden Augenmuskulatur. Vier gerade Augenmuskeln verkürzen den Augapfel bei der Ferneinstellung. Zwei Muskeln umfassen den Augapfel teilweise und verlängern ihn beim Nahsehen.

## Die Lage der äußeren Augenmuskeln

Dieses Muskelspiel von Spannung und Entspannung bei der Akkomodation verläuft beim Normalsehenden harmonisch und ausbalanciert. Sieht er in die Ferne, so lassen die Ziliarmuskeln und die schrägen Augenmuskeln los. Die Linse verflacht und die Achse verkürzt sich. Beim Nahsehen kontrahieren Ziliar- und schräge Augenmuskeln. Die Linse nimmt ihre verdickte Eigenform an und die Achslänge nimmt zu.

# Psychologie des Sehens

Die körperlichen Aspekte alleine lassen uns den Sehvorgang und seine möglichen Beeinträchtigungen allerdings nicht vollständig begreifen. Erst wenn wir die Entsprechungen auf der seelischen Ebene betrachten, wird es interessant. Nur vor dem psychisch-seelischen Hintergrund bekommt das Körperliche eine Bedeutung.

Ein Muskel kann von sich aus weder kontrahieren noch sich entspannen. Für eine Aktion bedarf es immer eines Befehls, eines Impulses von Steuerungszentren. Medizinisch sprechen wir von Nervenzentren und unterteilen funktionell in animales und vegetatives (autonomes) Nervensystem. Ersteres unterliegt der Beeinflussung durch den Willen, das Vegetativum dagegen funktioniert unwillkürlich. Der Vorgang der Akkomodation würde nach dieser Grobeinteilung der Zuständigkeit dem vegetativen Nervensystem zuzurechnen sein, im Gegensatz etwa zu willentlich beeinflußbaren Bewegungen wie das Rollen der Augen. Diese Einteilung dient der medizinisch-wissenschaftlichen Orientierung, da wir heute so viel von den vegetativen Funktionen lesen. Die Diagnose „vegetative Dystonie" ist ja ein Schlagwort in der heutigen Krankheitsbeschreibung geworden. Wir könnten so gesehen auch Sehschwäche und Sehfehler den vegetativen Dystonien zuordnen: eine Dysfunktion des vegetativen Nervensystems. Für unsere weiteren Betrachtungen müssen wir die Ebene wechseln.

# „Ich sehe etwas, was Du nicht siehst"

Ausgehend vom Augenmuskel, der seine Anweisungen über die Nerven bekommt, müssen wir fragen, wer denn das Nervensystem informiert. Diese Informationen sind nicht faßbar. Sie kommen aus Bewußtseinsbereichen und sind nicht unmittelbar willentlich steuerbar. Sonst könnte man ja sofort wieder klar und deutlich sehen, wenn man nur wollte. Die Information, die ich meine, kommt aus Bereichen des Unbewußten. Indem man bewußter wird, was letztlich Ziel dieses Buches ist, kann man Zugang zu diesen Informationen bekommen.

Wenn Du Dich für diese Bereiche öffnest und somit Bewußtseinsschritte tust, wirst Du erkennen, warum Du Deinem Auge unbewußt Informationen gibst, den Sehvorgang einzuschränken und die Außenwelt nicht klar zu sehen. Nur das gibt Dir die Möglichkeit, daran etwas zu verändern. Und ich möchte Dir den Schlüssel dazu geben.

Jeder wird in seinem Handeln von Gefühlen und Emotionen beeinflußt. Für das Wie der Beeinflussung ist die Einstellung ihnen gegenüber entscheidend. In jedem von uns ist die gesamte Gefühlspalette von zarten Gefühlen wie Liebe, Geborgenheit, Trauer, Zuneigung und Zärtlichkeit bis zu Verzweiflung, Wut, Ärger und Aggression potentiell vorhanden. Mit jedem Gedanken ist ein Gefühl verbunden, auch wenn wir für viele der feineren Gefühlsregungen die Empfindungsbereitschaft verloren haben. In irgendeiner Weise verlangt jedes Gefühl danach, sich Ausdruck zu verleihen. Wenn Dir der Begriff Gefühl nicht gefällt, kannst Du es auch Energie nennen. Energie muß fließen, sonst kommt es zu Stauungen und Blockaden. Ausdruck solcher Blockaden ist zum Beispiel die erhöhte Muskelspannung in den Augen, wenn man kurz-

oder weitsichtig ist. Deine Gefühlswelt ist also für die Wahrnehmung von zentraler Bedeutung. Du wirst Dich mit ihr auseinandersetzen müssen, um Deine Sehschwäche zu verstehen.

Wie fühlst Du Dich jetzt? Versuche, Dein momentanes Gefühl zu beschreiben, nicht Körperempfindungen, sondern Dein Lebensgefühl. Ist das schwierig für Dich? Viele haben den Zugang zu Gefühlen verloren, die nicht so stark nach Ausdruck verlangen wie beispielsweise Wut oder Haß.

# Ich kann nicht sehen! Ich will nicht sehen?

Ganz besonders in Kulturen, wo man Selbstbestimmung in erster Linie vom Verstand her organisiert, läßt man Gefühle nicht in dem Maße zu, wie es für einen freien Energiefluß förderlich wäre. Nicht zufällig sind es auch diese Kulturen, wo Sehschwäche und Fehlsichtigkeit epidemieartig um sich greifen.

Jeder Gedanke löst ein Gefühl aus, das sich wiederum ausdrücken möchte. Betrachte die Kinder. Der Säugling fühlt sich zunächst einmal frei. Er tut und läßt, was er vermag. Er drückt aus, was ihn bewegt, weint, schreit, lebt ganz in seinen Gefühlen. Doch sehr bald schon erfährt er die ersten Einschränkungen. In der Regel ist es die Mutter, die ihn durch Erziehungsmaßnahmen in vorgegebene Bahnen lenken will. Das Kind reagiert darauf mit Wut und Aggression. Sehr schnell begreift es, diese Wut nicht gegen Mutter oder Vater zu richten, denn es droht Bestrafung, schlimmstenfalls der Entzug von Liebe und Zuneigung. Diese Situation des Schwächeren, nicht kämpfen

15

oder fliehen zu können, erlebt das Kind als äußerst schmerzlich. Wie es mit dieser Erkenntnis umgeht, ist entscheidend für die Verhaltensmuster im weiteren Leben. Die Entscheidung, wie ein Kind mit diesen Gefühlen der Wut, Aggression und Ohnmacht fertig wird, trifft es ganz allein. Es kann wählen zwischen den Möglichkeiten, seine Gefühle auszudrücken oder sie bei sich zu behalten. Ausdrucksmöglichkeiten hat es im Geschwister- und Freundeskreis. Hier kann es seinen Freiheitsdrang befriedigen. Entscheidet sich das Kind nicht für den *Aus*druck, bleibt das Gefühl in ihm. Körperlich drückt sich das durch eine erhöhte Muskelspannung aus.

Chronische Verspannung, wie sie ja in den Augen Fehlsichtiger vorliegt, weist immer auf unterdrückte Gefühlsäußerungen hin. Psychisch gesehen symbolisiert diese Spannung Angst. Das Wort Angst kommt von Enge (lat. angustus). Im wahrsten Sinn des Wortes ist die kontrahierte Muskelfaser auch eng. Die Antwort auf das Wovor der Angst ist eindeutig: vor Gefühlen. Durch erhöhte Muskelspannung erhöht sich die Reizschwelle für Gefühle, die man sich nicht zugesteht. Wilhelm Reich, Begründer der humanistischen Psychologie, prägte den Ausdruck „Muskelpanzer". Den Muskelpanzer am Auge nannte er „Okularblock". Ich deute diese Panzerung als die Angst vor einem Wirklichkeitsbereich, dem man sich verschließt, den man nicht sehen will.

Deine Sehschwäche bedeutet demnach, daß Du in Dir etwas nicht *sehen* willst, und das hat mit Deinen Gefühlen zu tun. Laß diese Worte auf Dich wirken, denn es bleibt Dir nichts anderes übrig, als Dich mit diesem Gedanken anzufreunden:

**Du kannst nicht sehen, weil Du nicht sehen willst.**

16

Auch wenn Dir der Grund dafür nicht bewußt ist. Und gegen die Angst, die dahinter steht, gibt es nur ein Mittel: Du mußt Dich öffnen und das akzeptieren, was Dir Angst bereitet. Nur was Du akzeptiert hast, kannst Du auch loslassen.

# Sehschwäche,
# ein Schutzmechanismus

Sehschwäche oder Fehlsichtigkeit ist ein Mechanismus, den Du zu Deinem Schutz errichtet hast. Was bedeutet, daß Du nicht sehen willst, wie Du bist und daß Du einen Teil Deiner Persönlichkeit, den Du nicht akzeptierst, unterdrückst. Gefühle spielen also bei diesen Sehproblemen eine wichtige Rolle — das weißt Du jetzt.

## Persönlichkeitsstruktur des Kurzsichtigen

Der Kurzsichtige lebt wie in einer Hülle, innerhalb derer er klar sieht. Außerhalb dieser Hülle, die für ihn eine Grenze darstellt, wird die Welt zunehmend undeutlich und verschwommen. Auf der psychischen Ebene bedeutet das Ablehnung der Ferne und Rückzug. Nicht weit sehen können, heißt immer auch, nicht weit sehen wollen. Ich meine dabei nicht, daß der Verstand etwas nicht sehen will, sondern das Unterbewußtsein. Von dort geht der Wunsch aus, die Wahrnehmung in der Ferne einzuschränken. Bei Streß reagiert der Kurzsichtige eher mit Flucht als mit Kampf. Natürlich kann der Wunsch nach Lebensmeisterung Aktivität und Engagement nach Außen mit sich bringen, die Grundstruktur seiner Persönlichkeit, das Reaktionsmuster, zielt jedoch vorrangig in Richtung Rückzug und darauf ab, Schwierigkeiten und Problemen aus dem Weg zu gehen und die „Dinge" in sich und mit sich auszumachen.

So ist der Kurzsichtige im Extrem introvertiert, schüchtern und emotional gehemmt. Er hat eine erhöhte Streßtoleranz, ist weniger erregbar als andere und in seinem Aggressionsausdruck gebremst. Häufig finden wir vergeistigte Menschen unter ihnen, die sich viel mit Büchern beschäftigen. Dabei entsteht Kurzsichtigkeit nicht durch zu viel Lesen, sondern Lesen ist Ausdruck ihres Wunsches nach Zurückgezogenheit. Interessant ist ein Vergleich zwischen Völkern: Der höchste Prozentsatz an Kurzsichtigen findet sich in Japan. Mittlerweile sind mehr als die Hälfte aller Japaner kurzsichtig. Dieser Menschentyp fällt auf durch seine Anpassungsfähigkeit, durch eine Haltung, die man fast schon als unterwürfig bezeichnen könnte, durch Ehrgeiz und Höflichkeit. Er ist vom Wesen her verschlossen und zurückhaltend. Im Gegensatz dazu finden wir in Südamerika den geringsten Anteil an Kurzsichtigen. Diese Menschen fallen auf durch Spontanität, Temperament und Offenheit. Auch in Europa nimmt die Zahl der Kurzsichtigen nach Süden hin ab. Wir kennen die Mentalität der Südländer, die sich temperamentvoll und gefühlsbetont geben und ihre Stimmungen in Gesten und Gebärden offen zeigen. So kann man unschwer erkennen, wie wichtig es ist, sich zu öffnen. Denn Offenheit ist ein Indiz für Furchtlosigkeit.

Wie ist es bei Dir? Vermeidest Du notwendige Konflikte mit anderen? Hast Du Schwierigkeiten, Gefühle wie Wut und Haß zu empfinden und auszudrücken?

Ich weiß, daß viele dazu neigen, sich solche meist sehr negativ bewerteten Gefühle nicht einzugestehen oder bei sich nicht zu erkennen. Wie reagierst Du zum Beispiel bei Überbelastung? Indem Du Dir eingefahrene Programme, also Mechanismen, bewußt machst, kannst Du schon vieles ändern.

## Persönlichkeitsstruktur des Weitsichtigen

Der Weitsichtige ist in seinem Verhalten sehr stark nach außen gerichtet. Auf unangenehme Reize reagiert er eher mit Kampf als mit Flucht. Sein Verhalten ist infolge einer verminderten Streßtoleranz oftmals aggressiv. Er ist der Weltoffene, der „Macher", der alles im Griff haben möchte. Das Verträumte, das so manchen Kurzsichtigen charakterisiert, geht ihm völlig ab. Er hat Probleme mit sanften Gefühlen wie Trauer und Zärtlichkeit, die er bei sich nur schwer akzeptieren möchte. Wie könnte sich auch ein Manager Tränen leisten? In der Tat finden wir diesen Sehschwächetyp häufig bei Geschäftsleuten, Managern und Politikern, also bei Menschen, die durch Leistung auffallen wollen und müssen. Auch dahinter steckt Angst, eine Angst vor dem Inneren, vor zarten Gefühlen. Aktiv im Außen, kann er sich so von seinem Inneren ablenken. Er sieht deswegen schlecht in der Nähe, sieht nicht das, was ihn unmittelbar umgibt. Seine Aktivität bedeutet also indirekt ebenfalls Flucht.

Frage Dich, wenn Du weitsichtig bist, was Du in Dir nicht sehen willst.

# Altersweitsichtigkeit

Dies ist eine andere Form der Weitsichtigkeit. Sie manifestiert sich auf der organischen Ebene als Elastizitätsverlust der Linse. Es wird behauptet, daß dieser Prozeß etwa mit dem 40. Lebensjahr einsetzt und mit den Jahren eine Brille notwendig werden läßt. Nun gibt es aber viele Beispiele von älteren und alten Menschen, die sehr gut sehen. Ich habe in Mittelmeerländern Frauen gesehen, die noch im hohen Alter feinste Näh- und Stickereiarbeit ohne Brille ausführten. Daß es im Norden anders ist, zeigt eben, daß das Problem, das hinter der Altersweitsichtigkeit steht, schon zur Norm geworden ist. Sehen wir uns diese Menschen an, so können wir mit zunehmendem Alter Starrheit und Inflexibilität feststellen, so wie sie auch in der Linse ihren Ausdruck findet. Der Altersweitsichtige nimmt ebenfalls Zuflucht in die Außenwelt. Bei ihm geht es aber weniger um Aktivität und Leistung. Er schränkt das Sehen in der Nähe ein, weil er nicht sehen will, wie er älter und älter wird. Dieser Alterungsprozeß beschleunigt sich, wenn der Mensch sich nutzlos, nicht mehr akzeptiert, abgeschoben fühlt. Das Gefühl, so langsam zum „alten Eisen" zu gehören, kann sich schon ab der Lebensmitte einstellen. Tief im Innern spielt hierbei sicher auch die Angst vor dem Tod eine Rolle. Bei Frauen kann man bemerken, daß häufig mit dem Einsetzen der Wechseljahre auch die Sehkraft nachläßt. Keine Kinder mehr zu bekommen und damit eine elementare Funktion nicht mehr erfüllen zu können, ist für viele Frauen schwer zu akzeptieren.

Gehörst Du zu diesem Sehschwächetyp, solltest Du Dir Deine Gefühle in Bezug auf gerade Angesprochenes bewußt machen. Wie stehst Du zum Leben und zur Gemeinschaft mit anderen? Denkst Du manchmal an den

Tod oder verdrängst Du solche Gedanken? Fühlst Du Dich abgeschoben, unnütz und kannst mit Jüngeren nicht mehr so mithalten? Belastet Dich das?

## Astigmatismus

Er beschreibt Zustände anormaler Hornhautkrümmung, wodurch Doppelbilder und verschwommene Konturen auftreten können. Auch hier stehen emotionale Faktoren im Mittelpunkt. In der Charakterisierung kann der Astigmatische jedoch dem Kurz- oder Weitsichtigen zugeordnet werden. Bei beiden Formen von Sehschwäche kann zusätzlich Astigmatismus auftreten.

# Wieder klar und deutlich sehen

Auf einem Weg mit dem Ziel, wieder klar und deutlich zu sehen, ist auch die Auseinandersetzung mit sich selbst notwendig. Alle Übungen und Techniken sind daraufhin ausgerichtet, auch wenn ein Großteil von ihnen „nur" Augen- oder Körperübungen zu sein scheinen. Dennoch werde ich häufig von Wirkungen auf die Augen schreiben, aus Gründen der Vereinfachung. Ich meine damit immer die Entsprechung auf der seelischen Ebene.

Ich empfehle Dir, ein Tagebuch anzulegen, sobald Du beginnst, an der Verbesserung Deiner Sehkraft zu arbeiten. Hier solltest Du niederschreiben, was Du auf Deinem Weg erlebst, Deine Erfahrungen und Erkenntnisse über Dich und Deine Beziehung zu anderen sowie Deine Einstellung zu den Übungen und deren Auswirkungen. Du hast beim Schreiben die Möglichkeit, Dich von vielem freier zu machen, von Sorgen und Ängsten, Zweifeln und allem, was Dich irgendwie belastet. Es ist eine alte Erfahrung, daß Schreiben entlasten kann. Du teilst etwas mit, reproduzierst, bringst es aus Dir heraus. Das hat seine Wirkung.

Schreiben über die Entwicklung der Sehkraft hält Dich außerdem konzentrierter bei der Sache und kann den Erfolg beschleunigen. Wenn Du magst, kannst Du einige

Deiner Erfahrungen auch durch Malen oder Zeichnen zum Ausdruck bringen.

Der Erfolg Deiner Bemühungen wird zu einem wesentlichen Teil davon abhängen, inwieweit Du die seelisch-psychischen Hintergründe akzeptierst und verarbeitest. Bei der obigen Charakterisierung der Sehschwäche-Typen ist Deine individuelle Problematik natürlich unberücksichtigt geblieben. Daher mag es sein, daß Du Dich darin nicht auf Anhieb wiederfindest. Im Verlauf der Übungen wird Dir jedoch manches klarer werden.

Es ist sehr wichtig, daß Du Dich mit Deinem Sehproblem auf verschiedenen Ebenen auseinandersetzt. Der praktische Teil ist daher in entsprechende Abschnitte gegliedert.

Die Augenübungen bilden das Kernstück. Ob sie aber für Dich am wichtigsten sind, hängt von Dir ab. So kann es für einen schüchternen, eher gehemmten Menschen vielleicht wichtiger sein, sich beim Kissenverprügeln auszuagieren und seine Stärke zu erleben. Und der extravertierte Weitsichtige profitiert vielleicht mehr durch Übungen im Abschnitt über Meditation.

In jedem Fall ist es sinnvoll, erst einmal alle Übungen der Reihe nach zu machen. Dann wird sich herausstellen, welche Dir zusagen und welche nicht. Am nützlichsten sind erfahrungsgemäß gerade die Übungen, die Du nicht magst, die Dir unangenehm sind. Denn sie berühren Dein Problem.

Arbeite den praktischen Teil nach diesen Gesichtspunkten durch. Das soll aber nicht heißen, daß Du schöne, Dir angenehme Übungen nicht machen darfst. Finde eine Synthese, daß Dir die Übungen einerseits Spaß machen, Du andererseits aber nicht Dein Problem vernachlässigst.

Für einen kompletten Durchgang durch das Übungsprogramm benötigst Du einige Wochen. Nimm Dir die Zeit, die Du dafür brauchst. Du wirst eine Menge über Dich erfahren. Schreibe diese Erfahrungen nieder. Bei Übungen, die Dir weniger zusagen, frage Dich nach dem Grund. So lernst Du Dich und Deine Mechanismen kennen. (Unter einem Mechanismus versteht man ein ehemals erlerntes Verhaltensmuster, das später beibehalten wird, obwohl die Umstände, die einstmals zu diesem Verhalten führten, längst andere geworden sind.)

Hast Du erstmal alle Übungen kennengelernt, wirst Du in der Lage sein, Dir Dein individuelles Programm zusammenzustellen. Du kannst Dich aber auch an die Vorschläge für Übungsreihen am Ende des Buches halten. Sie sollen eine Stütze für denjenigen sein, der ohne Führung sein tägliches Übungspensum allzuleicht aufgibt.

Ich habe die Unterscheidung zwischen Sehschwäche-Typen in der Übungspraxis nahezu fallengelassen. Es geschah aus gutem Grund, denn meine Erfahrung zeigt, daß jeder das aus einer Übung mitnimmt, was er braucht. Wenn Du die Auswahl eines individuellen Programms vornimmst und den Schwerpunkt auf Dir weniger angenehme Übungen legst, hast Du intuitiv richtig gewählt.

Bei den Übungsprogrammen habe ich allerdings eine grobe Einteilung vorgenommen in

Emotional Gehemmte und Kurzsichtige
Aktive, Weitsichtige
Altersweitsichtige.

Bei allen Übungen gilt selbstverständlich, sie möglichst ohne Brille oder Kontaktlinsen auszuführen.

Ich wünsche Dir viel Erfolg.

# Sehen wie ein Adler: Ein ganzheitliches Sehtraining

Nimm ehrlich wahr! Brillen gaukeln Dir ein klares Bild vor, das nicht den Tatsachen entspricht. Und mit Kontaktlinsen betrügst Du nicht nur Dich, sondern auch die anderen. Du gibst ihnen vor, optimal sehen zu können.

Auf dem Weg der Veränderung, auf den Du Dich begibst, mußt Du aber zunächst Deinen Standpunkt festlegen. Er wird bestimmt durch Deine Wahrnehmung — ohne jede Sehhilfe. Nimm von jetzt an so oft wie möglich die Brille von der Nase oder die Kontaktlinsen aus den Augen. Auf diese Weise setzt Du Dich ehrlich mit Deiner Umwelt auseinander. So wie Du dann siehst, so ist Deine individuelle Art, die Dinge zu sehen, das ist Dein „Weltbild". Du hast es Dir in dieser Art geschaffen, und es wird sehr wichtig sein, Dir dies immer wieder bewußt zu machen. So nur kann sich etwas in Dir verändern. Bemühe Dich dann jedoch nicht, genau so gut wie mit Brille sehen zu wollen. Das würde Deine Anspannung nur noch erhöhen.

Lege das Buch nun für einige Minuten zur Seite und erkunde die Umwelt so, wie Du sie in Wirklichkeit siehst, ohne Vorsatzlinsen. Laß den Blick über die Dinge gleiten und achte dabei auf Gefühle und Empfindungen. Fühlst Du Dich sicherer oder eher unbehaglich?

Wie sind Deine körperlichen Reaktionen auf diese ehrliche Wahrnehmung hin? Achte auf Spannungen im Körper, in den Augen, und achte auf Deine Atmung. Ist sie tief und gleichmäßig oder flach und unregelmäßig? Siehst Du zwanglos und fließend über die Dinge hinweg oder neigst Du zum Starren? Laß den Blick umherschweifen, schau Dich in der Nähe um und in der Ferne. Was ist anstrengender? Wenn Du umherstarrst, ist das ein Zeichen von Verspannung. Bei dieser Art der Fixierung steht immer Angst im Hintergrund. Das Kaninchen, das die Schlange anstarrt, ist ein gutes Beispiel dafür. Starren, das heißt festhalten, an den Dingen haften. Du willst mit Blicken besitzen und hast Angst vor dem Loslassen. Starren ist eine weitverbreitete Gewohnheit. Wenn Du es tust, solltest Du Dir darüber bewußt werden. Achte besonders darauf, wenn Du die Brille nicht trägst. Das normal sehende Auge bewegt sich häufiger, ein Zeichen größerer innerer Beweglichkeit des Betrachters. Dies ist kein Wortspiel, sondern ernst gemeint. Starren ist der körperliche Ausdruck von Starrheit. Du kennst sicher Augenblicke des Tagträumens, wenn Du mit den Gedanken irgendwo weit weg bist und Dich vielleicht jemand darauf hinweist, daß Du „Löcher in die Luft guckst". Währenddessen bist Du im wahrsten Sinn extrem unbeweglich.

Starren kannst Du durch Blinzeln unterbrechen. Achte darauf, wie häufig Du blinzelst. Es ist normal, etwa dreimal in zehn Sekunden zu blinzeln. Während den Momenten des Lidschlusses gönnst Du Dir eine winzige Ruhepause, die für die Wahrnehmung sehr wichtig ist. Das Auge wird dabei außerdem befeuchtet und die Hornhaut gereinigt. Wenn Du feststellst, daß Du zu selten blinzelst, achte von nun an mehr darauf. Gönne Dir bewußt alle paar Sekunden einen erholsamen Lidschlag. Nach einigen Tagen geschieht dies dann von selbst.

Während Du die Augen so umherwandern läßt, beobachte den Strom Deiner Gedanken, sie kommen und gehen, mehr oder weniger angenehme, oft belanglose Gedanken. Gedanken sind immer mit Gefühlen verbunden. Als Sehschwacher hast Du ganz sicher Probleme mit einem bestimmten Bereich Deiner Gefühlswelt. Achte in Zukunft ganz besonders darauf, alle Gefühle, die Du hast, anzunehmen, und unterdrücke sie nicht. Du hast schon zu viel unterdrückt, was Dein Muskelpanzer beweist. Jeder Mensch hat tatsächlich die gesamte Palette an möglichen Gefühlen in sich. Wenn Du einen Bereich nicht lebst, so ist er dennoch vorhanden und wirkt sich in irgendeiner Form aus. So kannst Du Aggression auch in subtiler Art und Weise ausdrücken, etwa als Ironie. Oder Du richtest sie gleich gegen Dich selbst und lebst sie in Form einer Krankheit aus.

Nicht immer wirst Du Gefühle spontan ausdrücken können. Dann beobachte sie und sei Dir ihrer bewußt. Im Verlauf des Übungsprogramms wirst Du Möglichkeiten kennenlernen, entsprechend mit Deinen Gefühlen umzugehen.

Du kannst Dir vorstellen, daß das Kommen und Gehen der unterschiedlichsten Gedanken nicht gerade zu Ruhe und Entspannung beiträgt. Die Unruhe in Deinem Kopf hört auch nicht auf, wenn Du Dich hinsetzt oder -legst, um Dich auszuruhen. Es existiert aber ein Energiestrom in Dir, auf den Du Dich einlassen kannst. Er führt Dich zu einer Ruhe, die Du nur in Dir findest.

# Atem und Hara

Hier stelle ich zwei Übungen vor, die, miteinander verbunden, von solch immenser Wirkung sind, daß ich sie dem eigentlichen Sehtrainingsprogramm voranstelle. Wenn Du zu Deinem Atem und zu Deiner Mitte wenig Bezug hast, wirst Du aus dieser Übung Kraft schöpfen und Ruhe erleben. Der Kurzsichtige kann sich damit eine „sichere Burg" schaffen, von der aus er gelassener der Umwelt begegnen kann. Der Weitsichtige erlebt den Ruhepol, wohin er sich zurückziehen kann. Man gewinnt dadurch Distanz zu „den Dingen" und läßt sich nicht mehr so leicht von Streß und Ängsten verzehren.

Wir beginnen beim Atem. Er ist Dein bester Freund, der Dich von der ersten bis zur letzten Sekunde Deines Lebens begleitet. Der beruhigende Rhythmus des Ein- und Ausatmens steht Dir immer zur Verfügung. Schon immer spielte der Atem in den unterschiedlichsten Meditationssystemen eine zentrale Rolle.

**Übung:** Schließe einfach die Augen und konzentriere Dich auf den Atem. Lausche dem Atem, ohne ihn zu verändern. Sei Dir nur bewußt, daß Du atmest und wie Du atmest. Allein durch dieses Bewußtwerden ist die Wahrscheinlichkeit groß, daß sich Dein Atemmuster verändert, vertieft und beruhigt. Spüre die Atembewegungen im Körper, das Auf und Ab des Zwerchfells, oder spüre die Rippen, die sich heben und senken. Fällt es Dir leichter, dem Ein- und Ausströmen der Atemluft in der Nase zuzuhören? Wo immer Du im Körper Atmung wahrnehmen kannst, gehe mit Deiner Aufmerksamkeit dorthin. Lausche dem Atem. Er führt Dich in die Gegenwart, ins Hier und Jetzt. Denn die meiste Zeit des Tages sind wir bewußtseinsmäßig nicht auf die Gegenwart konzentriert.

Wir beschäftigen uns gedanklich mehr mit der Vergangenheit und der Zukunft. Beobachte Dich einmal unter diesem Aspekt. Deine Gedanken schweifen immer wieder ab. Du denkst, was vorher, gestern oder früher war, und was Du nachher tun wirst, morgen oder später. Der Atem als Fokus Deines Gewahrseins bietet sich schon deshalb an, weil Atmen nur in der Gegenwart möglich, relativ gleichmäßig und im Rhythmus überschaubar ist. Die Konzentration auf etwas, das jetzt geschieht, bringt Dich in die Gegenwart, und hier nur findet Leben statt. Wenn Du mit Deinen Gedanken immer nur in der Vergangenheit oder der Zukunft bist, lebst Du auch dort. Du könntest Dich natürlich genausogut auf Deine jeweilige Arbeit konzentrieren. Doch sie verändert sich ständig und ist nicht so rhythmisch wie die Atmung. Bei unterschiedlichen Tätigkeiten beschleunigt sich eher der Gedankenstrom. Während Du Deines Atems gewahr bist, ruhst Du in Dir. Gedanken, die Dich immer wieder ablenken, kannst und sollst Du nicht unterdrücken. Aber Du kannst sie immer weniger „wichtig" nehmen. Laß sie ruhig kommen und weiterziehen, halte sie nicht fest, komme mit Deiner Aufmerksamkeit immer wieder zum Atem zurück.

Bleibe dabei, wenn Du die Augen öffnest. Wiederhole dies öfters: Augen schließen, bewußte Konzentration auf den Atem, auch wenn Du die Augen öffnest. Beobachte, ob sich die Atmung im Moment des Augenöffnens verändert.

Nun verbinde das Sehen mit dem Atmen. Es sind zwei Funktionen, derer Du Dir zur gleichen Zeit bewußt sein solltest. Zunächst fällt Dir das Gewahrsein von beiden vielleicht schwer. Zwinge Dich daher nicht, etwas bestimmtes zu sehen. Laß die Augen wandern wohin sie wollen und atme dabei.

Verbinde die bewußte Atmung in Zukunft mit verschiedenen Tätigkeiten. Egal, was Du tust, versuche währenddessen gleichzeitig beim Atem und in Dir zu sein. Beginne damit beim Lesen dieser Zeilen. Stehe dann auf und schaue aus dem Fenster. Sei Dir dabei Deiner Atmung bewußt. Es kommt wirklich auf die Gleichzeitigkeit an, denn dann bist Du im Hier und Jetzt. Du wirst feststellen, daß Dir der Atem immer wieder entgleitet. Das ist zu Beginn völlig normal; doch Du wirst sehen, es wird Dir mit der Zeit immer besser gelingen. Atme so, während Du spazieren gehst, arbeitest oder ein Buch liest. Gehe immer wieder zum Atem zurück. Du wirst staunen über die Wirkung dieser Übung. Denn Du befindest Dich dabei in einem anderen Bewußtheitszustand. So lassen sich auch Probleme leichter lösen, während Du beim Überlegen bewußt atmest.

Der Atem wird Dich durch dieses Programm begleiten. Schließe ihn bei allen weiteren Übungen ein.

Alles dreht sich um eine Mitte, einen Punkt. Nur hier ist Ruhe. Wie das Rad sich um ein Zentrum, die Nabe, dreht, kreisen die kleinsten Teilchen der Materie um eine Mitte, die Elektronen um den Atomkern. In der Zelle ist der Zellkern die Mitte. Und so wie hier im Mikrokosmos erlebst Du dasselbe im Großen, im Makrokosmos. Um die Erde kreist der Mond, die Erde wiederum dreht sich um die Sonne, und so bewegt sich das ganze Universum.

Auf allen Ebenen finden wir diese Gesetzmäßigkeit. Auch in unserem Körper existiert diese Mitte, ein Punkt absoluter Ruhe. Die japanische Tradition nennt ihn Hara (wörtlich übersetzt, der Bauch). Zum Wesen eines Ruhepunktes gehört aber auch größte Konzentration von Energie. Und so findest Du in Deinem Zentrum die absolute Ruhe und zugleich die größte Kraft. Asiatische

Kampfsportarten wie Karate, Aikido oder T'ai Chi machen sich diese Kraft zunutze. Das Ziel der verschiedensten Meditationsarten ist es, den Übenden ganz in dieses Zentrum zu führen. Auch Du kannst zu Dir, zu Deiner Mitte finden.

**Übung:** Schließe die Augen und richte Deine Achtsamkeit nach innen, in Deinen Körper. Im Kopf beginnend, wandere nach unten, durch den Brustraum in den Bauch unterhalb des Nabels. Hier halte inne und suche *den* Punkt, Dein Zentrum. Hast Du Deinen Mittelpunkt gefunden, dann konzentriere dich darauf und stell Dir vor, wie sich das gesamte Gewicht des Oberkörpers in diesem Punkt zentriert. Halte die Wirbelsäule dabei aufrecht. Hier ist auch Dein Schwerpunkt, Deine Mitte. Vielleicht fühlst Du eine Kraft, eine Energie von hier ausgehen, ein Strömen oder ein Gefühl von Wärme. Verbinde dann den Atem mit dem Hara. Stell Dir vor, wie der Atem genau in diesem Zentrum ein- und ausströmt. Das bedeutet nicht, daß Du Dir den langen Atemweg über Nase und Luftröhre zum unteren Lungenbereich vorstellen sollst, sondern Deine Mitte als Ein- und Austrittspforte für die Atemluft. Damit bist Du mit Bewußtsein und Atmung in der Mitte, ausbalanciert und stabilisiert. Die meisten Menschen unserer modernen Welt haben diese Balance — ihre Mitte — verloren. Sie sind zu sehr auf Ihre Verstandesfunktionen konzentriert und überbewerten das Rationale. Dabei kommt das Erdnahe, Bodenständige, Natürliche zu kurz. Die Körperenergie strömt im Übermaß nach oben. Im Lot ist der Mensch, der es versteht, beide Pole, oben und unten, gleichermaßen zu leben. Die Übung **Atem — Hara** verhilft Dir dazu. Sie ist eine Quelle der Ruhe und Energie.

Wenn Du Dich ohne Schwierigkeiten im Hara zentrie-

# Bewußt in der Mitte sein

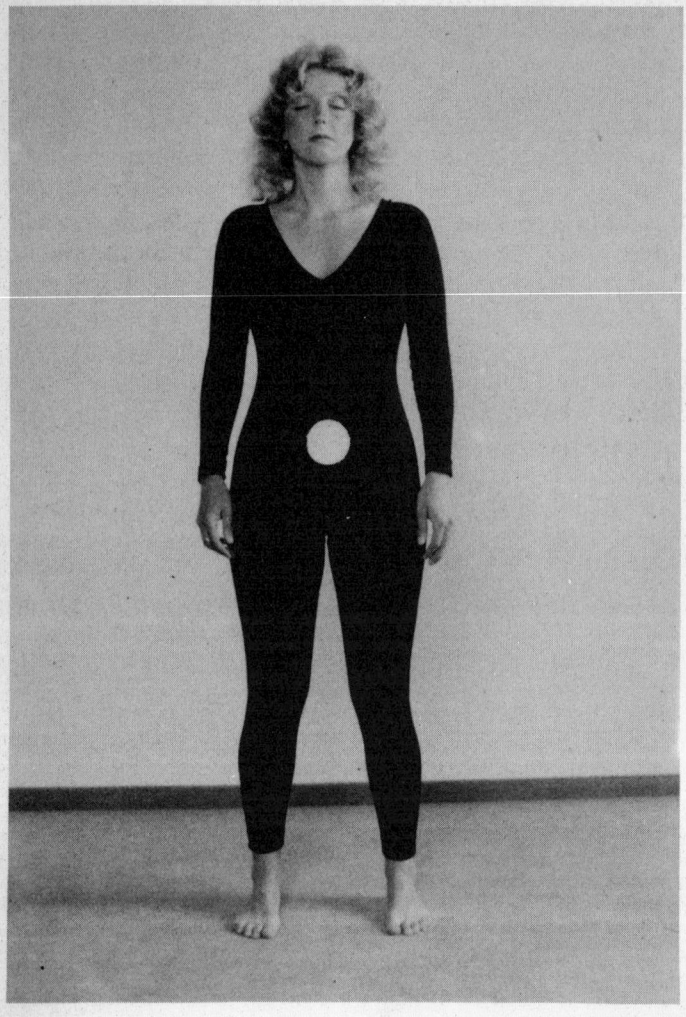

ren kannst, dann versuche, auch in Bewegung, die Mitte beizubehalten. Stehe auf, gehe, drehe Dich, laufe und springe und sei Dir dabei Deiner Mitte bewußt. Registriere wie Du Dich fühlst, wenn Du Dich so ausbalanciert bewegst. Auch Du wirst die Erfahrung von Harmonie und Ausgeglichenheit machen. Sei Dir in den nächsten Wochen und Monaten immer wieder dieser Mitte bewußt, in der Freizeit, während der Arbeit, überall kann dieses Einlassen auf Deine Mitte von großem Wert sein. Nach einiger Zeit wirst Du so in Deiner Mitte verankert sein, daß Du auch ohne die bewußte Konzentration darauf ein Gefühl von Harmonie und Stärke beibehältst.

# Wenn die Augen müde und überspannt sind

Wenn Du beginnst, Deine Sehkraft bewußt zu entwikkeln, kann es vorkommen, daß die Augen müde werden oder sich Verspannungen gar als Schmerz und Druck bemerkbar machen. Durch die Beschäftigung mit den Augen steigert sich Dein Körperbewußtsein, und es ist nur natürlich, daß Dir somit bislang wenig beachtete Spannungen weit stärker auffallen als früher. Hinzu kommt der Streß beim Sehen ohne Brille, dem Du Dich zunächst vielleicht aussetzt. Viele versuchen eben, ohne Sehhilfe genau so klar wie mit ihr zu sehen. Das bedeutet Anstrengung und drückt sich sehr leicht in Überspannung aus. Sobald Du bereit bist, Deine Sehschwäche zu verstehen und als Beginn eines Prozesses zum Aufbau der Sehkraft zu akzeptieren, wird sich diese vermehrte Spannung legen. Laß los von der Vorstellung, Du könntest optimales Sehen erzwingen, und gestehe Dir zu, unscharf zu sehen.

Dehnen und Strecken nach links und rechts

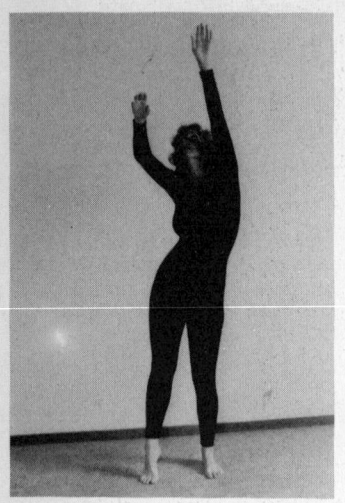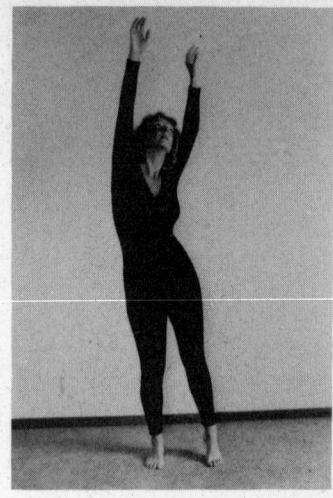

Jeder Druck oder Schmerz zeugt also von noch größerer Spannung. Diese kannst Du mit folgender **Übungsreihe** lösen: Schüttle Dich! Schüttle Arme und Beine, Hände und Füße und die Schultern. Kopf und Nacken bleiben locker und gelöst. Durch intensives Schütteln löst Du Blockaden und somit festsitzende Energie. Dann strecke und dehne Dich, als wolltest Du die Decke oder nach dem Himmel greifen. Laß dabei den Unterkiefer locker und atme tief durch den Mund ein und mit einem seufzenden oder gähnenden Laut aus. Du kannst die Augen geschlossen halten oder den Händen nachschauen. Wichtig ist die Stimme, mit der Du Stimmung ausdrücken kannst, ganz wie Dir zumute ist. Laß nun den Oberkörper herabhängen, baumeln, und steh mit leicht gebeugten Knien. Nimm die Schwerkraft in Kopf und Augen wahr, spüre

## Den Oberkörper baumeln lassen

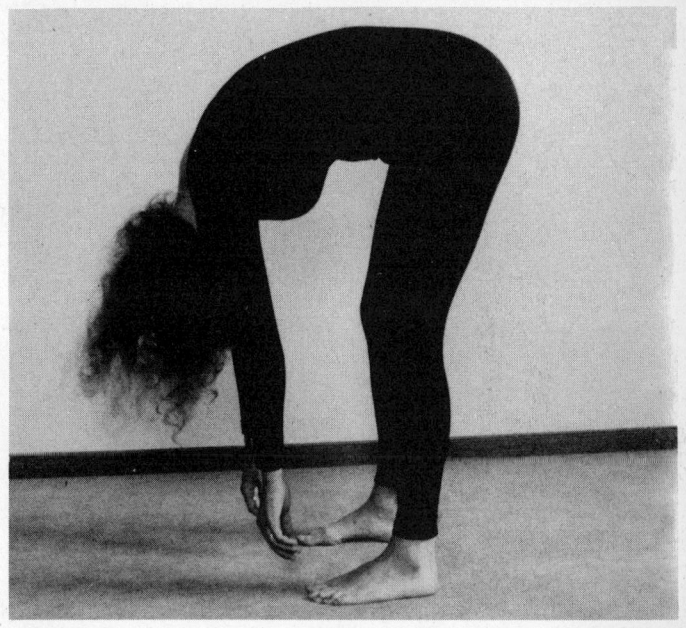

sie als Zug nach unten. Schüttle den Oberkörper, die Schultern, Kopf und Nacken. Sei ganz locker, spielerisch gelöst, gib Töne von Dir, lalle, gähne, seufze und laß auch die Zunge locker. Vielleicht fällt es Dir schwer, Dich so gehen zu lassen. Registriere das und frage Dich, was daran so schlimm ist. Einen „klaren Kopf" zu schütteln und durcheinander zu bringen, kann in der Tat für manchen zunächst unangenehm sein. Nachfolgende Kopfschmerzen sind so ein Zeichen der Abwehr. Richte Dich nun langsam auf, Wirbel für Wirbel. Zum Schluß kehren Kopf und Nacken in ihre aufrechte Position zurück. Wie

Den Kopf beklopfen, von der Stirn … bis zum Nacken

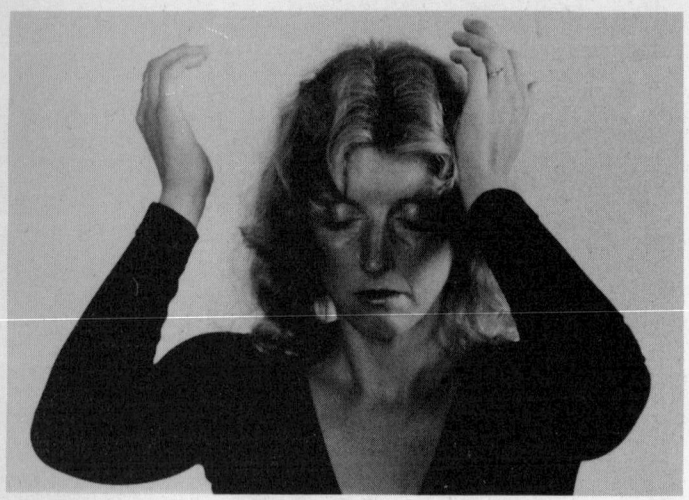

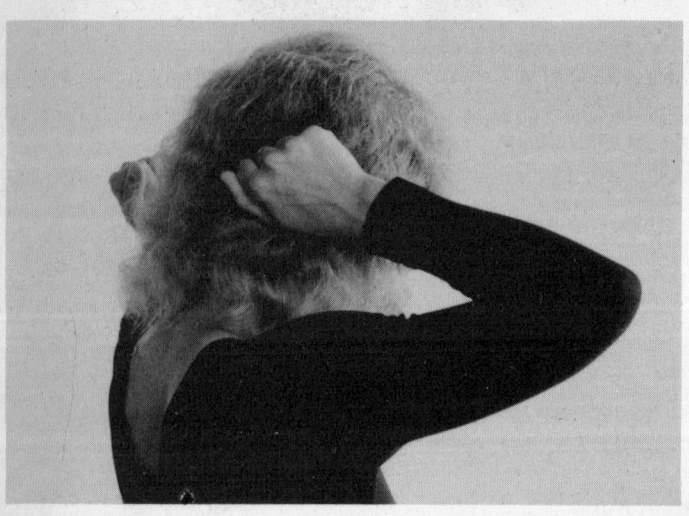

## Palmieren: die Augen bedecken

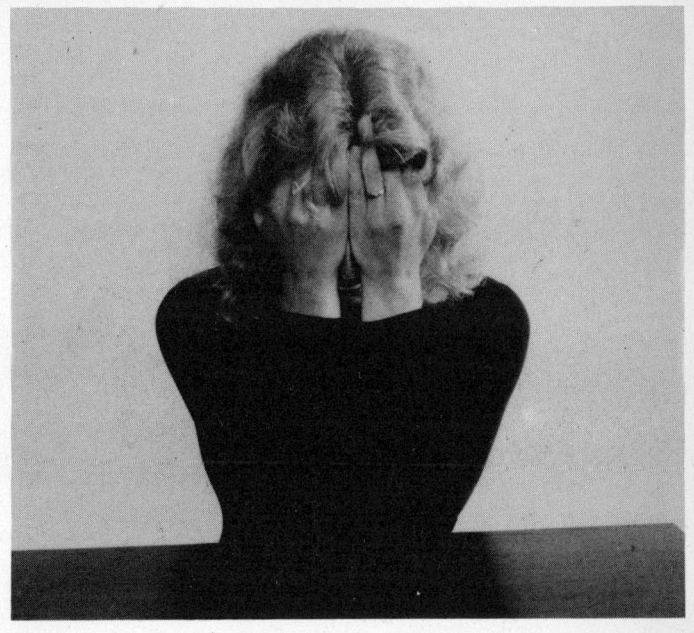

fühlst Du Dich? Schließe die Augen und spüre den Körper. Wenn Du noch Spannungen in den Augen feststellst, klopfe sanft mit den Handballen an den Kopf; beginne vorne an der Stirn und geh über den ganzen Kopf bis zum Nacken. Nimm dann die Fäuste und klopfe intensiver auf Nacken, Muskeln und Sehnen. Achte auf die Atmung und die Erschütterungen in den Augen. Den Nacken kannst Du häufiger beklopfen. Du löst damit Blockaden im Kopfbereich. Setze Dich nach diesem aktiven Teil hin und bedecke die Augen mit den hohlen Handflächen. Genieße die Dunkelheit und Ruhe, die Du den Augen damit gibst. Blinzle unter den Händen, schließe und öffne abwechselnd die Augen. Achte darauf, daß kein Lichtstrahl in diese Dunkelheit gelangt. Dies nimmt den Rest der *Über*spannung von Dir. Diese Übungsfolge steigert Dein allgemeines Wohlbefinden, auch unabhängig von müden und überspannten Augen.

# Mit den Augen üben

Beginne den Tag augen- und körperbewußt. Wenn Du
Dich schon morgens im Bett mit den Augen beschäftigst,
wirst Du der Wahrnehmung und Deinen Sehgewohnheiten während des Tages mehr Aufmerksamkeit schenken.
Wenige Minuten, noch während Du im Bett liegst, genü-
gen dafür:

**Übung:**Hebe und senke die Augenbrauen einige Male
und lege die Stirn dabei in Falten, so, als wolltest Du Er-
staunen ausdrücken. Dann massiere die Augäpfel mit den
Lidern, indem Du diese mehrere Male niederdrückst und
losläßt und die Augen aufreißt, ohne Beteiligung von Augenbrauen oder irgendeines anderen Gesichtsteils.
Schließe die Augen. Blinzle etwa zehnmal, so schnell Du
kannst — wie der Flügelschlag eines Schmetterlings. Wiederhole diese Übungsfolge mehrere Male und schließe da-
zwischen für einige Atemzüge die Augen.

Steh auf, strecke und dehne Dich — von den Fingerspitzen bis zu den Fußsohlen — abwechselnd die rechte und
die linke Körperseite, als wolltest Du die Decke berühren.

Atme mit offenem Mund und locker hängendem Unterkiefer. Gähne, seufze oder gib andere Laute von Dir,
drücke Deine Stimmung über die Stimme aus.

Wenn Du ins Badezimmer gehst, in Zukunft des öfteren während des Tages, laß kaltes Wasser fließen und spritze es mit den Fingerspitzen auf die geschlossenen Augenlider. Dies ist sehr erfrischend und wohltuend, wenn Du Dich daran gewöhnt hast. Reibe dann die Augen sanft mit einem weichen Tuch warm und trocken.

# Palmieren

Palmieren (von engl. palm = Handfläche) ist eine sehr nützliche Technik zur Entspannung der Augen sowie des ganzen Körpers. Sie gehört zu den klassischen Augenübungen und ist für jeden Sehschwächetyp gleichermaßen geeignet. Trotz — oder gerade wegen — ihrer Einfachheit wirkt sie tiefgreifend, wenn Du sie bewußt anwendest. Ich habe einige Variationen erprobt, die ich Dir im folgenden vorstelle.

Setze Dich an einen Tisch, auf dem Du bequem die Ellbogen aufstützen kannst (eventuell ein Kissen unterlegen). Reibe die Hände kräftig gegeneinander, damit sie sich energetisch aufladen. Bedecke die Augen mit den hohlen Handflächen, nicht mit den Fingern. Achte darauf, daß Du den Augapfel nicht drückst und die Nasenatmung nicht behinderst. Unter den hohlen Handflächen, die wie Zelte Deine Augen abschirmen, schließe die Augen. Was kannst Du sehen? Linien, Punkte, Farben, oder nur tiefes Schwarz, oder ist der Grundton grünlich oder blau? Laß die Eindrücke auf Dich wirken und atme. Nach einiger Zeit des Palmierens wirst Du tiefes Schwarz sehen, ein Zeichen der Entspannung. Wie spürst Du Deine Augen? Stell Dir vor, daß sie nach hinten fallen, nach hinten rollen. Genieße die Ruhe und Dunkelheit. Richte

# Die Hände energetisch aufladen

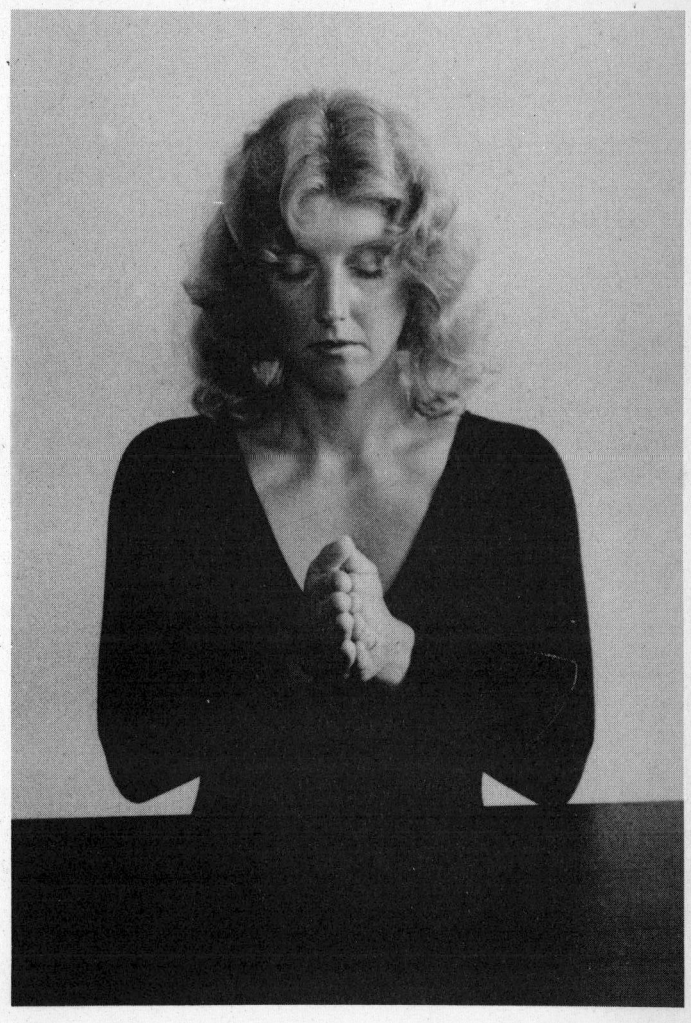

In die energetisierten Handflächen blicken, palmieren

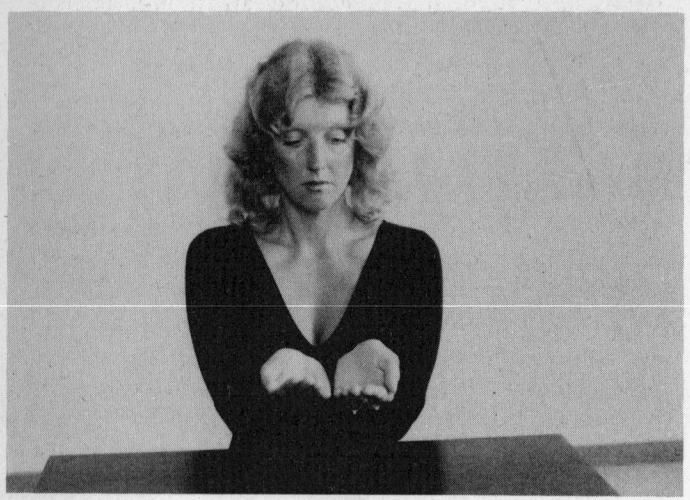

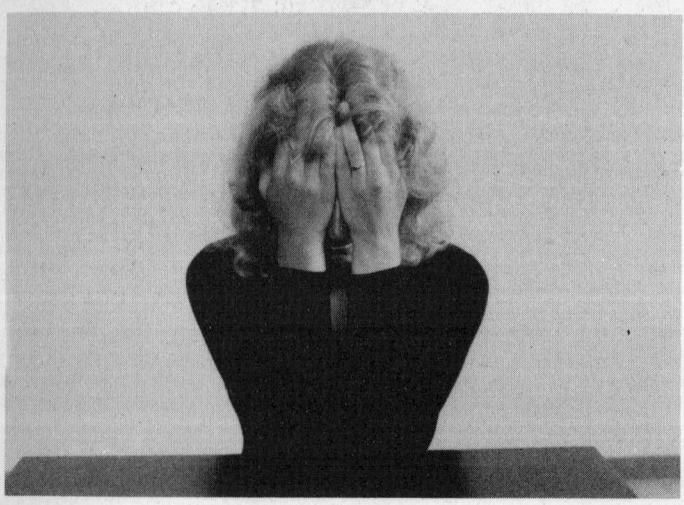

Deine Aufmerksamkeit nun auf Deine Handflächen. Stell Dir vor, wie Dein Atem über die Augen in den Körper einströmt und Du die aus den Händen strömende Energie aufnimmst. Nimm beim Einatmen diese Energie bewußt auf und laß sie sich beim Ausatmen im Körper verteilen. Eine andere Version ist, daß Du ganz bei den Augen bist, Energie einatmest und Dir beim Ausatmen vorstellst, wie alles, was die Sicht behindert, aus den Augen fortgespült wird. Spiele mit diesen Variationen und wähle die Dir entsprechende. Bedecke während des Tages des öfteren die Augen, einige Atemzüge lang, besonders wenn sie angespannt und überanstrengt sind. Achte kurz auf die Farbe des Hintergrundes, die Du dabei wahrnimmst, und atme dann Energie ein.

Nimm Dir für das Palmieren viel Zeit. Du kannst Dir dabei auch die Energie und die Wirkung von Farben zunutze machen: In der Palmierhaltung laß eine Farbe entstehen und nimm diese mit dem Atem über die Augen auf. Atme diese Farbe im Überfluß ein. Jedes Organ, jede Zelle soll von ihr trinken, soviel sie will. Stell Dir diese Farbe auch um Dich herum wie einen Mantel vor, in den Du Dich einhüllst. Wenn Du das Gefühl hast, daß es genug ist, laß eine zweite Farbe kommen und nimm diese ebenso auf. Stelle Dir auf diese Weise weitere Farben vor. Solltest Du Schwierigkeiten beim Visualisieren reiner Farben haben, so kannst Du Dir Dinge vorstellen, die ganz typische Farben haben, eine Tomate, Orange, Banane, grünen Salat, das Blau des Himmels oder ein violettes Stiefmütterchen. Achte dabei ganz besonders auch auf aufkommende Gefühle und Dein allgemeines Befinden. Sie können sich von Farbe zu Farbe ändern.

# Palmieren und Visualisation

Verbinde das Palmieren mit dem Erleben innerer Bilder aus dem Gedächtnis und der Phantasie. Visualisieren ist ein Sehen mit dem „inneren Auge" und die wertvollste Übungsvariante beim Palmieren. Du solltest sie besonders oft und ausgiebig in Dein Programm miteinbeziehen, übertreiben ist hier kaum möglich. Nicht selten habe ich erlebt, wie sich das Sehen nach längerem Palmieren und Visualisieren verbesserte. Bei dieser Übung wirst Du auch erfahren, wie Wahrnehmung *in* Dir zustande kommt. Nimm die Palmierhaltung ein und schließe die Augen. Stell Dir das Zimmer vor, in dem Du Dich befindest. Versuche nicht, Dir angestrengt jedes Detail vorzustellen, sondern laß die Bilder von selbst aufsteigen. Wie deutlich siehst Du? Wenn Dir diese Übung Schwierigkeiten bereitet, dann schau Dich, bevor Du mit dem Palmieren beginnst, im Zimmer um und präge Dir Einzelheiten ein. Dann schließe die Augen und stelle Dir das Gesehene vor. Spüre dabei auch, wie Deine Augen sich bewegen. Sie gehen mit der Vorstellung mit, akkomodieren auch.

Dieser Sachverhalt sollte doch stutzig machen: Wenn die Augen geschlossen sind und Du innere Bilder betrachtest, siehst Du klar und deutlich oder kannst dies nach kurzer Zeit des Visualisierens erlernen. Worin unterscheidet sich das Sehen mit geschlossenen von dem mit offenen Augen? Es ist die unterschiedliche Beurteilung der Entfernung. Mit geschlossenen Augen siehst Du in allen Entfernungen deutlich. Öffnest Du sie, erlebst Du den Abstand zu einem Objekt im Außen anders: Wenn Du kurzsichtig bist, blockiert Angst das Sehen in die Weite. Der Weitsichtige dagegen erlebt Nähe als Streß. Das findet jedoch nur statt auf der Bewußtseinsebene, die wir Realität nennen.

Genieße bei dieser Übung, wie klar und deutlich Du siehst, und vergiß nicht, auch den Atem mit einzubeziehen.

Gelingt Dir das Visualisieren nicht, gerate nicht in Panik. Du kannst es spielend erlernen. Beginne damit, Dir einen Kreis, einen Buchstaben, eine Zahl o.ä. vorzustellen, das Du zuvor auf ein Stück Papier gemalt hast. Atme dabei und strenge Dich nicht an. Übe weiter mit unterschiedlichen Figuren und Farben, dann mit einfachen Gegenständen, einer Blumenvase oder einer Lampe, einem Buch, bis Du Dein Zimmer visualisieren kannst. Sieh dann in der Vorstellung aus dem Fenster, geh in Gedanken hinunter auf die Straße, und schlage einen Weg ein, den Du gut kennst, zum Einkaufen, zur Arbeitsstelle oder zur Schule.

Vieles eignet sich zum Visualisieren: Ein Spaziergang am Meeresstrand, eine Stadtrundfahrt, eine Bergtour usw. Versuche, alles möglichst intensiv zu erleben, indem Du die Wahrnehmung auch auf andere Sinne ausdehnst. Spüre beim Gehen den Boden unter Deinen Füßen, die Luftbewegung, die Temperatur. Vielleicht kannst Du bestimmte Gerüche wahrnehmen, oder Geräusche wie Vogelgezwitscher und das Summen von Insekten. Du kannst darin eine solche Fertigkeit erlangen, daß Du Dich nach einem visualisierten Bad im Meer erfrischt fühlst, als hättest Du es tatsächlich genommen.

Strenge Dich beim Visualisieren nicht an. Versuche nicht, Dich mit aller Gewalt an ein Detail zu erinnern. Laß ruhig auch Deine Phantasie mitspielen. Bilder aus dem Reich der Phantasie haben einen Bezug zu Dir, sie kommen nicht zufällig.

Wenn Du kurzsichtig bist, dann lasse Dich besonders auf Bilder und Situationen ein, die mit Ferne und Bewegung zu tun haben. Da Deine Probleme nicht im 'Nahbereich' liegen, wäre es nicht sinnvoll, Dir eine Schachpartie oder ein Puzzlespiel vorzustellen. Gehe großzügig mit Weite und Ferne um, schau Dir immer wieder bei Landschaftsbildern den Himmel an oder das weite Meer. Deine Phantasie ist gefragt bei der Betrachtung von Wolken, die am Himmel Figuren bilden.

Bist Du weitsichtig, dann beschäftige Dich viel mit Dingen, die in der Nähe liegen; visualisiere zum Beispiel ein Gesellschaftsspiel, eine Skatpartie oder eine Runde Tischtennis. Dabei laß Deiner Phantasie freien Lauf.

# Sonnen

Sonnenlicht ist Nahrung für Seele und Körper. Sonne ist und symbolisiert zugleich Energie und Aktivität. Besonders der Kurzsichtige wird mit zunehmender Lichtintensität eine Verbesserung seines Sehvermögens, auch ohne Brille, feststellen. Demgegenüber verschlechtert sich das Sehen bei diffusem Licht und zunehmender Dunkelheit. Dem Auge bringt die wärmende Sonnenstrahlung Entspannung, Energie und verbesserte Durchblutung für die Augenmuskeln.

Wie fühlst Du Dich im hellen Sonnenschein? Kannst Du entspannt sehen oder kneifst Du die Augen zusammen und ziehst die Stirn in Falten? Wenn Du lichtempfindlich bist und gerne zur Sonnenbrille greifst, solltest Du Dich mehr mit Sonne und Licht beschäftigen. Setze Deine Augen nach und nach stärkerer Lichteinstrahlung aus. Steigere so die Licht-Verträglichkeit, bis Du die Sonne als angenehm für Deine Augen empfindest. Benütze Sonnenbrillen nur noch bei extremen Lichtverhältnissen, am Meer oder in den Bergen. Doch wenn irgend

Die Augen in der „Sonne" baden ...

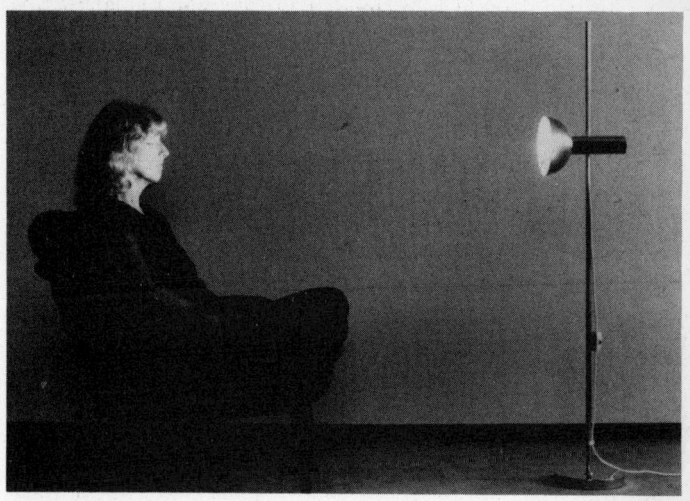

möglich, gib den Augen die Freiheit, Sonnenlicht in un-
gefilterter Form aufzunehmen. Gewöhne Dich nach und
nach an intensiveres Licht. Am besten, Du machst die
nachfolgenden Übungen bei Sonnenlicht draußen oder
am geöffneten sonnigen Fenster. Ersatzweise kannst Du
eine Lampe mit Reflektor und eine 100 - 150 Wattbirne
benutzen. Stelle sie in eineinhalb bis zwei Meter Entfernung auf. Beginne die Lichtübungen stets mit geschlossenen Augen. Vergiß dabei nicht, bewußt zu atmen. Drehe
den Kopf, das Gesicht dem Licht zugewandt, mit sanftem
Schwingen von einer Seite zur anderen, etwa alle zwei Sekunden einen Schwung. Sei dabei ganz locker und bleibe
im Nacken entspannt. Stell Dir vor, daß das Licht Deiner
Kopfdrehung entgegenschwingt. Wenn Du den Kopf
nach links drehst, schwingt das Licht nach rechts und um-

gekehrt. Die Augen gehen dabei in Richtung Deiner Vorstellung und führen eine stärkere Eigenbewegung aus.

Wenn Du Schwierigkeiten mit der Vorstellung dieser Gegenbewegung hast, kannst Du sie Dir folgendermaßen klar machen: Bei geöffneten Augen halte den Zeigefinger wenige Zentimeter vor die Nase, und drehe den Kopf mehrmals von einer Seite zur anderen. Lasse Deinen Blick dann von rechts nach links und umgekehrt schweifen. Beobachte, wie der Finger scheinbar zur Gegenseite abweicht. Das meine ich mit „Vorstellung der Gegenbewegung" des Lichts.

Nach etwa einer Minute Sonnenbaden bedecke die Augen mit den Handflächen und erlebe ganz bewußt den Gegenpol Dunkelheit für die gleiche Zeit. Erlebe für einige Minuten abwechselnd Licht und Finsternis. Zum Schluß halte mit der Drehbewegung inne, wende das Gesicht der Sonne zu und stell Dir bei geschlossenen Augen vor, daß Du Sonnenenergie über die Augen einatmest. Spüre die Wärme auf den Lidern und nimm sie mit jedem Atemzug in Dich auf. Gehe dann mit Deinem Bewußtsein in den Hinterkopf. Stell Dir vor, daß Du gegenüber den Augen im Hinterkopf bist, und von da aus in Richtung Augen siehst. Bade diese im Sonnenlicht, laß sie sich wenden und drehen im warmen Energiestrom und freue Dich, wie gut es ihnen geht. Dein Standort im Hinterkopf entspricht etwa den Sehzentren im Gehirn.

Beende das Sonnenbaden immer mit Palmieren und genieße die Ruhe und Entspannung durch Deine Hände.

Übertreibe das Sonnenbaden der Augen nicht, sondern gewöhne Dich langsam an die Lichtfülle. Wenn Du Zeit hast, nimm mit Deinen Augen mehrmals täglich für einige Minuten Sonnenbäder.

Erst wenn Du die Augen in der Sonne nicht mehr zusammenkneifst, kannst Du auch mit offenen Augen üben.

Dazu schwinge zunächst für einige Minuten mit geschlossenen Augen und palmiere abwechselnd. Wende das Gesicht nun der Sonne zu und bedecke ein Auge mit der hohlen Handfläche. Blinzle mit beiden Augen so schnell Du kannst („Schmetterlingsblinzeln"). Wechsle nach etwa 20 Sekunden die Seite und blinzle weiterhin in die Sonne. Nachdem Du beide Augen für jeweils 20 Sekunden der Sonne ausgesetzt hast, bedecke sie und palmiere, bis die Nachbilder verschwunden sind und sich Dunkelheit einstellt.

Dieses abwechselnde Sonnen und Palmieren kannst Du einige Male wiederholen.

Nun blinzle für etwa 10 Sekunden mit beiden Augen in die Sonne. Palmiere wiederum und richte Dich nach der Dunkelheit, die sich erst einstellen sollte, bevor Du das Blinzeln in die Sonne mit beiden Augen wiederholst.

Je nach Tageszeit und damit Sonnenstand läßt sich die Übung ausdehnen. Sie ist nicht gefährlich, wenn Du die Augen immer wieder mit den Händen abschirmst und wartest, bis Bilder oder Farben verschwunden sind und Du nur noch Dunkelheit siehst.

Zum Schluß palmiere ausgiebig.


# Lichtblitzen

Halte beide Hände mit gespreizten Fingern vor die geschlossenen Augen und verschiebe sie schnell gegeneinander. Das Gesicht ist der Sonne oder dem Licht zugekehrt. Vergiß nicht zu atmen, wenn Du von den Lichtspielen und Farben fasziniert bist, die vor Deinen Augen tanzen. Diese Übung wirkt gleichermaßen anregend und

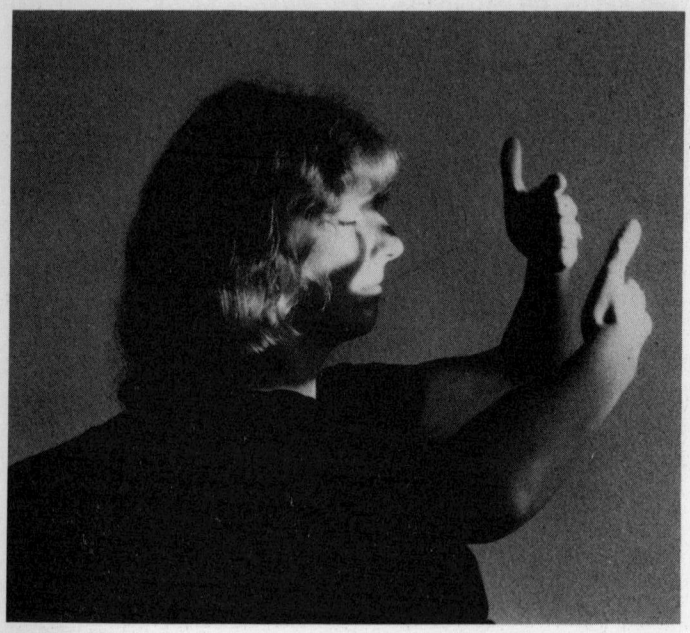

entspannend. Mach sie, solange Du Spaß daran hast. Anschließend palmiere, bis Du wieder völlige Dunkelheit wahrnimmst.

## Loslassen

Die Verspannungen in Deinen Augen sind körperlicher Ausdruck für die Angst vor dem „Loslassen". Diese Angst zeigt sich auch in der Art, wie sich Deine Augen bewegen. So ist Starren der wichtigste Hinweis darauf, daß man etwas festhalten will. Dieser Gewohnheit, die Dinge anzustarren, kannst Du aktiv durch die Übung „Loslassen" begegnen. So wie Du innerlich beweglich sein und bleiben solltest, sind auch die Augen auf Bewegung angelegt. Sie wollen dauernd wandern, die Dinge abtasten, akkomodieren. Deine Wahrnehmung ist eine andere, wenn Du nicht starrst, sie ist dann weicher, beweglicher, sympathischer und wird von anderen Menschen als angenehmer empfunden. Gib Deinen Augen diesen Spielraum. Taste mit Blicken die Außenwelt ab, umwandere Gegenstände, Gesichter, einfach alles, worauf Du Deine Aufmerksamkeit richtest. Fahre Konturen ab, Kanten, innere und äußere Strukturen. So nehmen die Augen mühelos wahr und senden Impulse zu den Sehzentren. Stell Dir Deine Nase als langen Zeigestock vor, mit dem Du auf alles deutest, was die Augen anvisieren. Die Bewegung des Kopfes ist wichtig, um die Starrheit zu lösen. Diese Starrheit macht sich auch in einer mehr oder weniger ausgeprägten Steifheit des Nackens bemerkbar (hartnäckig). Deine Wahrnehmung ist bewußter, wenn Du mit der Nase auf das deutest, was Du siehst. (Dabei trifft ein Impuls von außen die Netzhaut übrigens in Höhe des gelben Flecks, dem „Punkt" schärfsten Sehens.)

Diese Übung ist an keinen Ort und keine Zeit gebunden. Übe es, sooft Du kannst. Diese Art und Weise, die Dinge zu betrachten, wird Dir dann bald in Fleisch und Blut übergehen und zu einem integrierten Bestandteil Deiner visuellen Wahrnehmung werden.

# Langes Schwingen

Es ist die Absicht auch dieser Übung, die Gewohnheit des Starrens zu lösen und Ängste abzubauen. Wenn Du starrend die Dich umgebenden Dinge fixierst, nimmst Du sie sehr wichtig, vielleicht zu wichtig. Das „lange Schwingen" vermittelt Dir das erhebende Gefühl, alles an Dir vorbeiziehen zu lassen, alles nicht mehr so wichtig zu nehmen, einfach loszulassen.

Stell Dich dazu ganz entspannt und locker hin, die Füße schulter- oder hüftbreit auseinander. Schaukle zunächst einmal von einem Bein auf das andere. Achte, wie Gegenstände, Fenster, Wände, das ganze Zimmer sich scheinbar in die Gegenrichtung bewegen, an Dir vorüberziehen. Nun drehe Deinen Oberkörper dabei jeweils in die Richtung, in die Du Dein Gewicht verlagerst, so daß Du mit dem Brustkorb einen Halbkreis beschreibst. Der Fuß des Schwungbeins hebt sich bei jeder Drehung mit der Ferse vom Boden. Bleibe bei dieser Übung ganz locker und summe beim Atmen, um auch im Brustraum loszulassen. Wenn Du willst, kannst Du auch laut mitzählen oder singen, so vergißt Du nicht zu atmen. Der Kopf bleibt in aufrechter Haltung und folgt der Drehung des Oberkörpers. So wanderst Du mit dem Blick in einem Halbkreis hin und her. Günstig ist es, wenn ein Fenster vorhanden ist, das auch den Blick in die Ferne zuläßt. Stell Dir vor, die verlängerte Nasenspitze sei ein Pinsel und Du malst einen kräftigen Strich über alles, was Dir vor die Augen kommt. Auf diese Weise bist Du bewußt bei der Übung und die Augen akkomodieren, was die Wirkung noch erhöht. So malst Du also von der Zimmerwand hinaus über die Landschaft und wieder über die Wand. Setze Dich dabei nicht unter Druck. Auch da werden immer wieder Gedanken Dich ablenken. Laß Gedan-

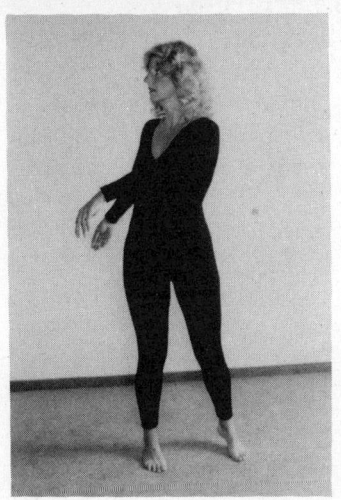 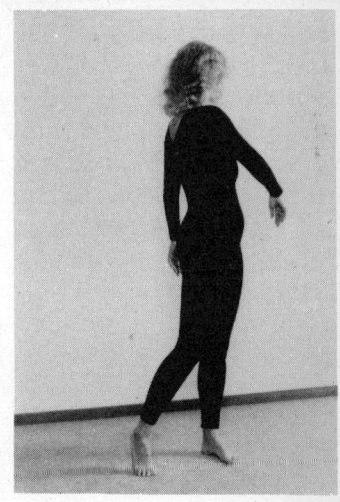

ken, die Dich ablenken, vorüberziehen und kehre zur Übung zurück. Vergiß nicht, zu blinzeln. Schließe nach etwa einer Minute die Augen und schwinge weiter. Jetzt achte besonders auf die Gegenbewegung des Zimmers, laß alles um Dich herum vorüberziehen. Genieße das Loslassen und spüre, wie sich die Augen zunehmend entspannter und frischer anfühlen.

Bei geöffneten Augen soll der Blick über alles hinweggleiten, nirgends verweilen. Es ist auch nicht wichtig, wieviele Details Du siehst, wenn Du nur alles bewußt übermalst.

Kannst Du Dir die Gegenbewegung des Zimmers vorstellen, sie sehen? Wenn es Dir schwerfällt, mache es Dir folgendermaßen bewußt: Die Arme halte wie im Foto und schau auf einer Linie hin und her, die von Ellbogen

Schwingen mit dem Blick auf einer Linie ...

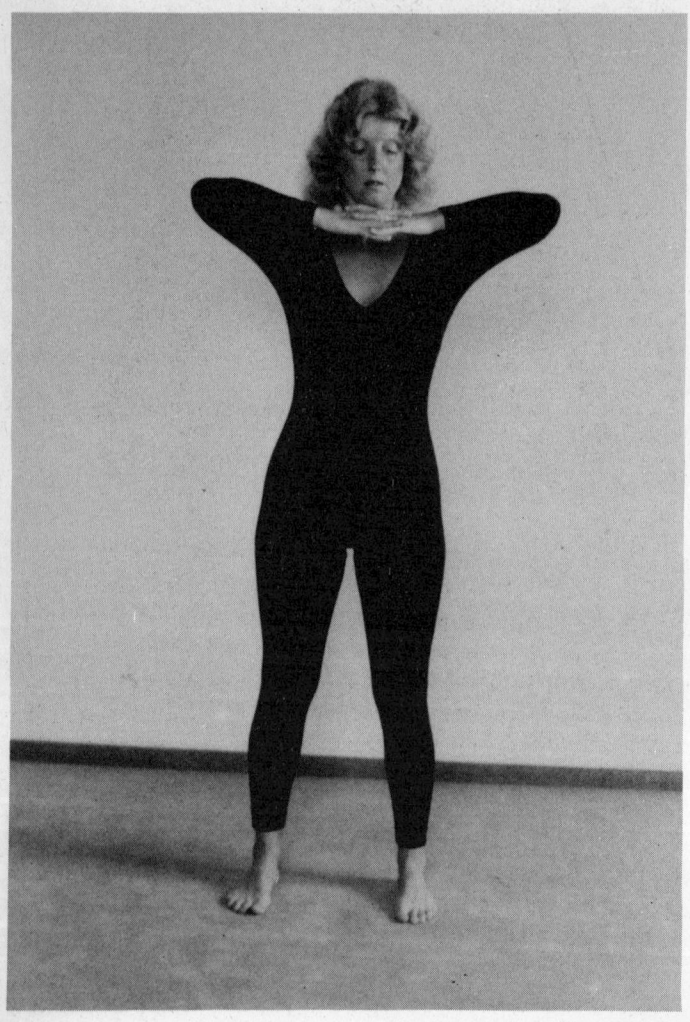

Zwischen den Ellbogen nach links ... nach rechts

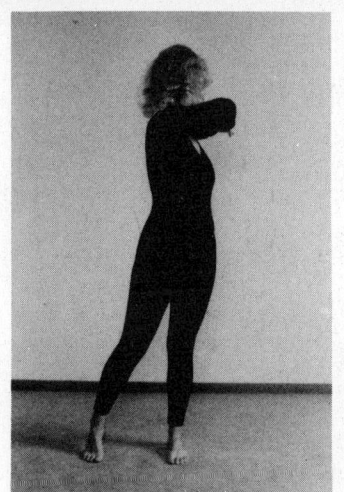 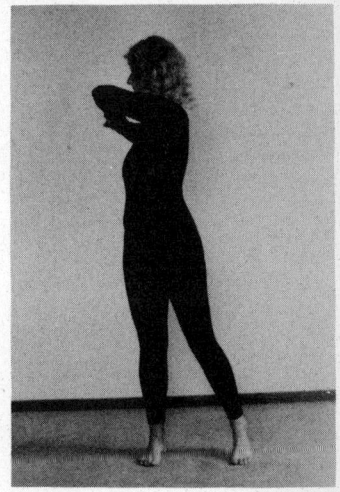

zu Ellbogen verläuft. Wandere beim Schwingen nach links auf der Linie nach links bis zum Ellenbogen, beim Schwingen nach rechts, wandere auf der Linie mit dem Blick nach rechts. Wenn Du schnelle Schwünge mit einer starken Drehung des Körpers machst, kannst Du die Gegendrehung des Zimmers besonders gut wahrnehmen. Es wird Dir wie auf einem Karussell vorkommen. Mache auch diese Variante des „langen Schwingens" abwechselnd mit offenen und geschlossenen Augen. Dieser Schwung eignet sich besonders gut, wenn Du in einem kleinen Raum bist, oder außerhalb des Fensters nichts siehst, weil es vielleicht dunkel ist.

Beende das Schwingen, indem Du stehen bleibst, die Augen schließt und mit dem Bewußtsein in Deinen Körper gehst. Beobachte, wie Du Dich fühlst, wie Du stehst,

## Stehen in der Ruhepause

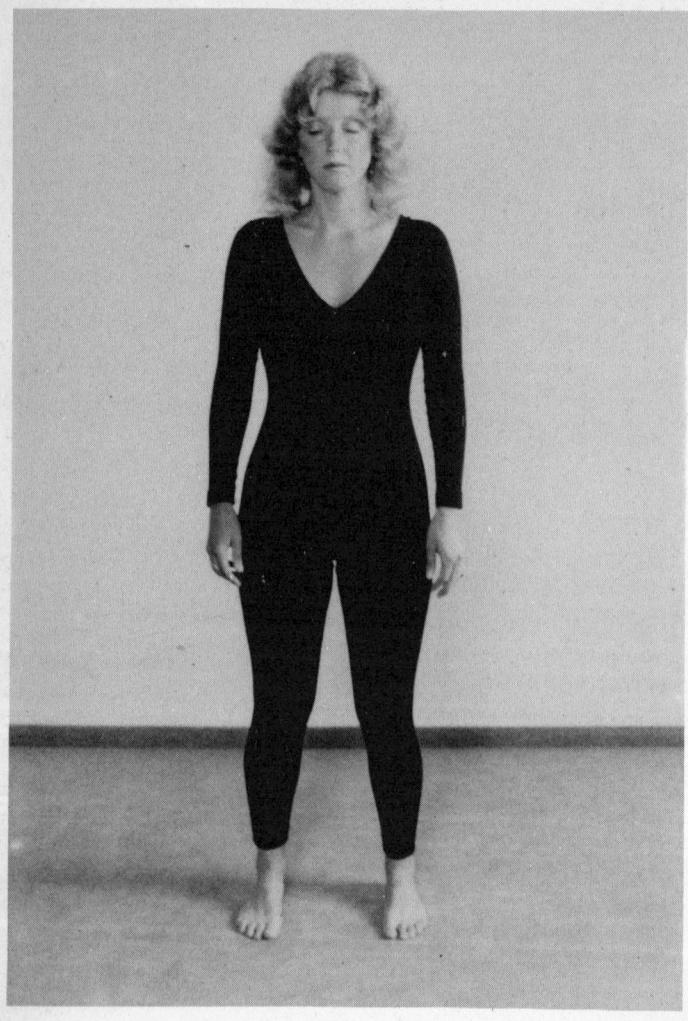

wie der Kontakt zum Boden ist. Bleibe beim Atem, wenn sich Deine Augen öffnen. So bist Du bewußt im Hier und Jetzt.

## Aktive Akkomodation

Ganz bewußt trainierst Du hierbei die Akkomodation des Auges und somit auch Deine Flexibilität.

Bedecke mit der rechten Hand Dein linkes Auge. Halte die linke Hand vor Dein rechtes Auge und fixiere einen Punkt in der Handfläche, beispielsweise einen Kreuzungspunkt der Handlinien. Führe die linke Hand in rascher Folge zum Auge und wieder weg. Bleibe dabei mit der Hand auf einer Linie links von der Nase weg nach außen.

Wechsle nach einer halben Minute die Seite, linke Hand auf das rechte Auge. Fixiere einen Punkt in der rechten Handfläche und führe die Hand in rascher Folge zügig zum Auge und wieder weg. Bleibe mit der Hand dabei auf einer Linie rechts, ebenfalls von der Nase weg nach außen. Beide Augen bleiben während der Übung geöffnet. Blinzle häufig. Diese Übung kann zunächst sehr anstrengend sein, da Du Dich einem gewissen Zwang aussetzt. Achte daher besonders auf die Atmung und gib beim Ausatmen Töne von Dir; palmiere anschließend. Steigere die Übungszeit langsam von Tag zu Tag bis zu einigen Minuten.

# Malschwung

Sobald Dir die Visualisierung verschiedenster Farben keine Schwierigkeiten mehr bereitet, kannst Du sie mit folgender Schwungübung kombinieren, die nicht nur Kindern großen Spaß macht.

Setze Dich bequem hin und lasse den Blick über alles gleiten. Laß los von der Idee, etwas deutlich sehen und festhalten zu müssen. Atme! Wenn Du den Eindruck eines Überblicks hast, schließe die Augen. Vergegenwärtige Dir vor dem inneren Auge, was Du gesehen hast. Stelle Dir dann einen langen Pinsel in Verlängerung Deiner Nase vor. Überstreiche mit ihm in großzügigen Schwungbewegungen, die Du mit dem Kopf ausführst, alles in dem vor Dir liegenden Halbkreis mit einer Farbe. Nimm hierfür die erste Farbe, die Dir in den Sinn kommt. Wähle einen kräftigen Pinsel und übermale Möbel, Decke und Wände usw. Sollte ein Fenster im Blickfeld liegen, bemale auch dieses, streiche über die Landschaft und den Himmel. Übermale mit viel Farbe und kräftigen Pinselstrichen auch wirklich alles, bis das ganze Zimmer in dieser Farbe erstrahlt. Wähle dann eine zweite Farbe und übermale wiederum alles. Pinsele weiter, mit verschiedensten Farben, solange es Dir Spaß macht. Trage auch mehrere Farben übereinander auf. Laß Dir bei dieser Übung Zeit und gehe, besonders wenn Du kurzsichtig bist, großzügig mit der Farbe um.

Die folgenden Übungen können für Deine Augen anfangs sehr anstrengend sein. Beachte besonders Spannungen, Druckempfinden oder Schmerzen und gönne Dir wiederholt Ruhepausen durch Palmieren. Achte dabei besonders auf den Atem und daß Du regelmäßig blinzelst. Laß beim Ausatmen Laute entstehen, seufze, gähne, laß zu,

Fusionsübung mit einem Finger

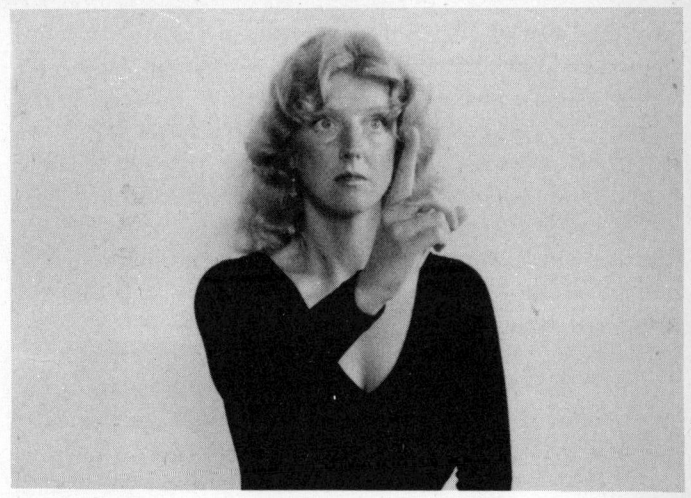

was immer in Dir nach Ausdruck verlangt. Du wirst Möglichkeiten der Wahrnehmung kennenlernen, die Deiner Bewußtheit in erhöhtem Maße dienen. Hüte Dich aber davor, irgend etwas zu erzwingen, denn es geht bei diesen Übungen um die völlige Entspannung Deiner Augen sowie der gesamten Wahrnehmung.

## Fusion I

Halte den Zeigefinger einer Hand in der Verlängerung der Nasenspitze vor Dein Gesicht. Wandere mit dem Blick den Finger entlang, ohne ihn anzustarren. Richte dann den Blick in Richtung Zeigefinger auf einen Punkt in der

Ferne, auf die Wand, einen Gegenstand, oder aus dem Fenster in den Himmel. Wie nimmst Du nun den Finger wahr? Bei intakter Fusionsfähigkeit (Fusion bedeutet hier das Zusammenschmelzen der Impulse beider Augen) siehst Du eindeutig zwei Finger in gleicher Größe und Schärfe. Hast Du Schwierigkeiten damit, so verdeutliche Dir die beiden Fingerbilder, indem Du abwechselnd ein Auge öffnest und das andere schließt. Entspanne Dich zwischendurch, indem Du palmierst und atmest.

Dieses „Tor", gebildet von den zwei Fingern, sollte Dir ganz bewußt sein. Je nachdem, ob Du den Finger zur Nasenspitze hin oder davon wegbewegst, weitet oder verengt sich dieses Tor.

Verbinde nun die Übung „Loslassen" mit dem „Fingertor". Sieh im Raum umher und aus dem Fenster hinaus und betrachte alles durch dieses Tor. Bewege den Kopf und deute mit der Nasenspitze auf die Dinge, die Du betrachtest, umwandere und durchwandere die Außenwelt wie bei der Übung „Loslassen". Sei Dir dabei fortwährend des Fingertores bewußt, das Du bei der Bewegung des Kopfes mit Dir führst.


# Fusion II

Nimm jetzt die andere Hand hinzu. Halte wiederum einen Finger vor die Nase, den anderen auf Armeslänge entfernt, so daß beide Finger mit der Nasenspitze zusammen eine Linie bilden. Umwandere mit dem Blick mehrmals den vorderen Finger. Sobald Du entspannt blickst, siehst Du den hinteren Finger doppelt. Dann blicke auf den entfernten Finger und nimm den näheren doppelt wahr. Siehst Du nun in die Ferne, blickst Du durch zwei

Fusionsübung mit zwei Fingern

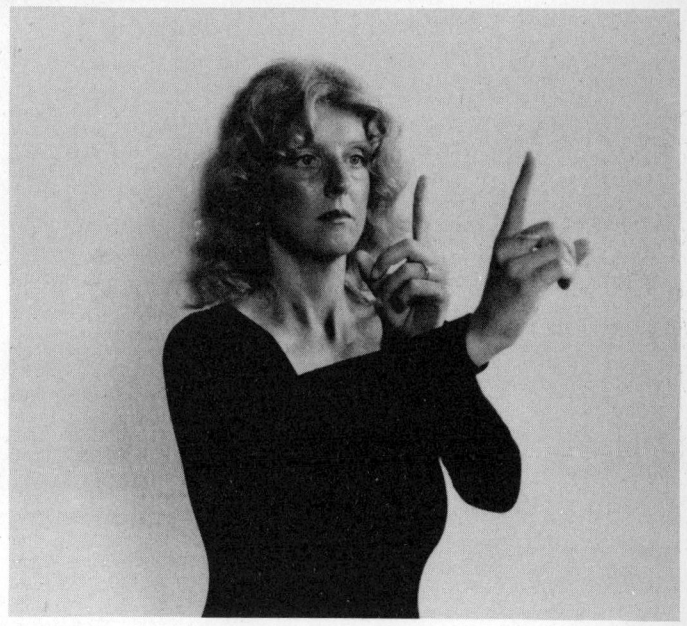

Fingertore. Dann betrachte wieder den entfernten Finger und schließlich den der Nase nahen Finger. Wiederhole diese Sequenz mehrmals. Palmiere anschließend.

## Erweiterte Wahrnehmung

Zünde eine Kerze an und stelle sie vor Dich auf den Tisch. Setze Dich bequem hin und konzentriere Dich auf den Atem. Schau die Kerze an und umwandere sie einige Male

## Erweiterte Wahrnehmung

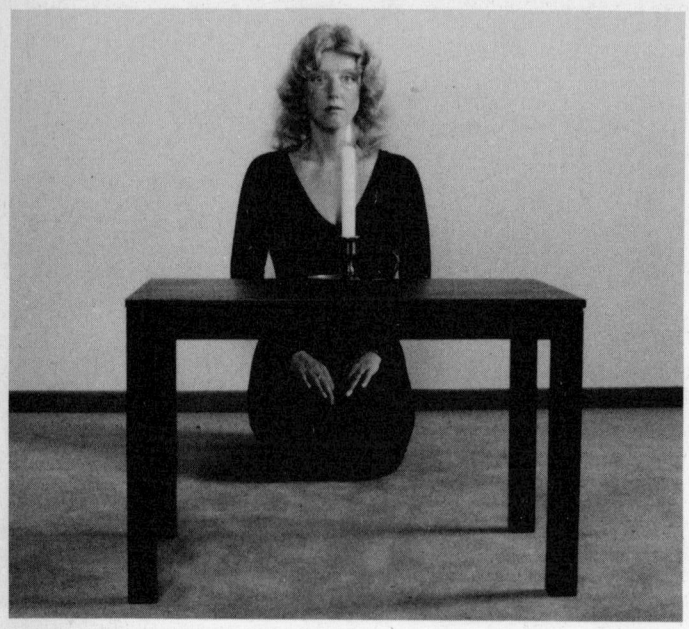

mit dem Blick. Blinzle! Verharre dann mit dem Blick in der Flamme. Nun dehne die Wahrnehmung aus. Beziehe die Umgebung der Kerze mit ein. Gegenstände, Decke und Wände, überhaupt alles, was Du im weiten Halbkreis erkennen kannst. Dein Blick ruht dabei weiter in der Kerzenflamme. Sei Dir möglichst vieler Sinneseindrücke bewußt, Deiner Atmung, wie Du sitzt, was Du hörst usw. Durch die gleichzeitige Wahrnehmung verschiedenster Eindrücke wird Deine Wahrnehmung erweitert, Du erhältst einen „Überblick". Entspannte Bewußtheit ist das Ziel.

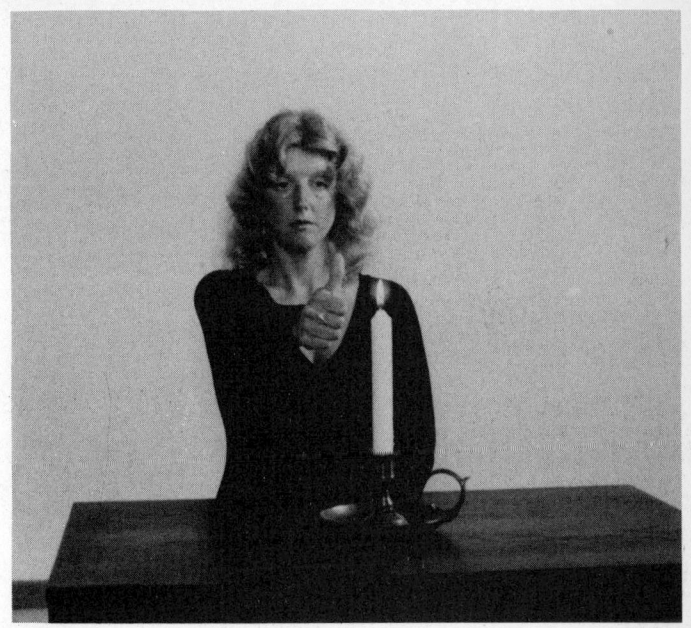

## Mit dem Blick im Nichts

Bei den Fusionsübungen hast Du bereits das Sehen durch ein „Tor" erfahren. Strecke einen Arm in Richtung Kerze aus, den Daumen nach oben. Betrachte ganz entspannt den Daumen. Die Kerze erscheint Dir doppelt. Nun bleibe mit dem Blick in dieser Entfernung, wenn Du jetzt den Daumen schnell einknickst, wegnimmst. Bleibt es bei dem Doppelbild der Kerze oder springt der Blick sofort auf den nächstgelegenen Gegenstand, in diesem Fall die

## Der Blick ruht im „Nichts"

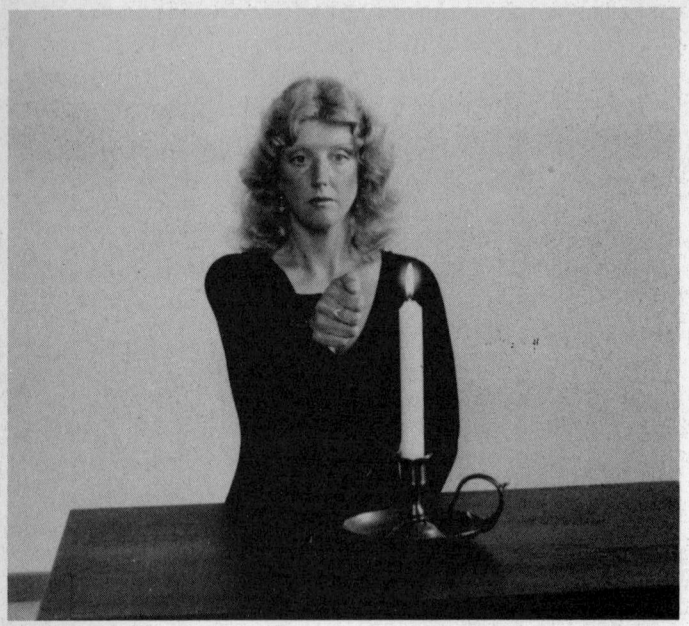

Kerze? Wiederhole dies einige Male. Wenn Du den Daumen aus dem Gesichtsfeld nimmst, ruht Dein Blick im Nichts. Dort, wo Dein Blick fokussiert ist, ist nichts zu sehen. Ist das sehr anstrengend für Dich? Ruhe Dich aus und entspanne die Augen. Dann erweitere wie in der vorigen Übung die Wahrnehmung. Du siehst auf einen Punkt im Nichts und kannst doch alles wahrnehmen, es ist ein völliges Loslassen. Du bekommst einen Überblick, ohne mit dem Blick von Detail zu Detail zu springen. Mit wiederholtem Üben wird es Dir immer besser gelingen, die Augen entspannt zu lassen.

Diese Übung ist nicht an eine Kerze gebunden. Du kannst sie zukünftig mehrmals täglich praktizieren. Bald wird es Dir gelingen, ohne den Daumen zu Hilfe zu nehmen, jederzeit spontan den Blick auf „nichts" zu richten. Den Fokus kannst Du dabei spielerisch verschieben. Mache diese Übung wirklich zu einem Spiel. Es wird Dir ganz neue Möglichkeiten der Bewußtheit und Wahrnehmung eröffnen.

Solche Übungen mögen Dir zu Beginn vielleicht „unnatürlich" erscheinen. Du hast schon als Kind gelernt, den Blick auf Gegenstände wie die Tafel in der Schule, das Lesebuch usw. scharf einzustellen.

Hast Du den Blick in der Ferne ruhen lassen, ohne etwas bestimmtes anzusehen, hieß es „Du träumst", war Dein Blick allzu nah fokussiert, sagte man „Du schielst". Beides ist verpönt, und das mag auch der Grund für anfängliches Unbehagen bei Übungen dieser Art sein.

Du „schielst" aber nicht, wenn Du den Blick so ruhen läßt, es fühlt sich nur so an. Du kannst es überprüfen, indem Du Dich einem Freund gegenübersetzt und ihn bittest, Dir in die Augen zu sehen. Halte einen Finger in einigem Abstand vor Dein Gesicht, schau ihn an. Nimm dann den Finger aus dem Sichtbereich und bleibe mit dem Blick im „Nichts". Dein Freund soll beobachten, ob sich Deine Augen dabei irgendwie verändern. Er wird keine Veränderung bemerken, wenn Du nach dem Wegnehmen des Fingers entspannt bleibst.

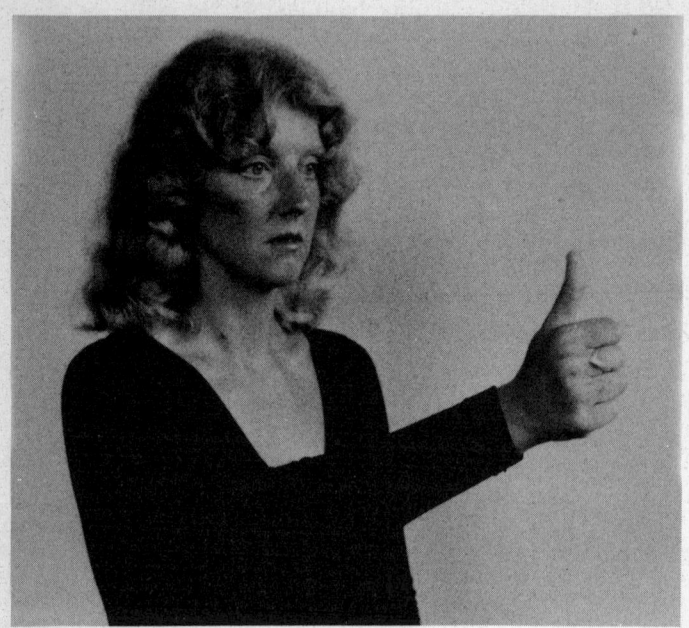

# Daumenbilder

Halte einen Daumen in einem Abstand, der für Dich beim Lesen optimal ist, vor die Augen und sieh ihn an. Rücke den Blickpunkt näher zu Dir heran. Der Daumen erscheint doppelt. Doch auch hinter dem Daumen gibt es eine Zone, in der „nichts" zu sehen ist. Schau also über den Daumen hinweg und halte den Blick irgendwo dahinter. Wiederum siehst Du ein Doppelbild.

Wandere mit dem Blick zwischen diesen Punkten im

## Der „irreale" Daumen

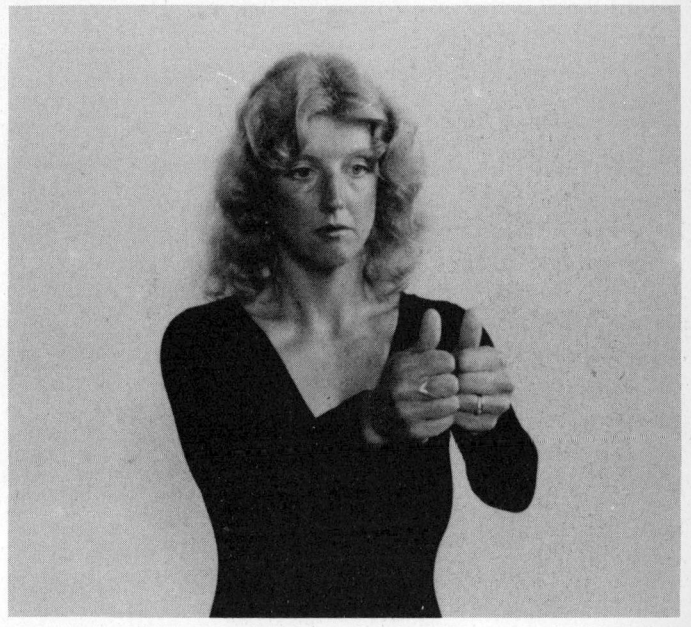

Nichts hin und her und vergleiche die Doppelbilder. Spiele mit ihnen und sei bewußt dabei. Laß aufkommende Spannung mit dem Ausatmen los.

Schließe beide Hände in etwa 30 cm Abstand vor Deinem Gesicht zu Fäusten und lege sie mit den Knöcheln aneinander, beide Daumen senkrecht aufgestellt. Ziehe den Blick zu Dir heran ins „Nichts".

Aus zwei werden vier Daumen. Betrachte einen jeden von ihnen und behalte währenddessen die drei anderen im Blickfeld. Nimm also alle vier Daumen wahr, während Du jeweils einen davon ausgiebiger betrachtest, ihn mit dem Blick umwanderst und abtastest. Dann verlagere den Punkt im „Nichts" so lange, bis Du drei Daumen siehst. Der mittlere Daumen erscheint klarer und deutlicher als die beiden äußeren „realen".

Auf diesen mittleren Daumen kommt es an. Ihn gibt es eigentlich gar nicht, und doch kannst Du ihn sehen.

Wenn Du die äußeren Daumen zusammenführst, stößt Du sogar rechts und links an diesen mittleren Daumen an. Entfernst Du die äußeren Daumen voneinander, scheint der mittlere näher zu Dir heranzukommen und wird dabei kleiner. Auf dieser Ebene der Betrachtung herrschen andere Gesetze als in unserer bekannten „realen" Welt, in der ein Objekt bei Annäherung größer wird. Spiele mit diesem mittleren Daumen, bewege die beiden äußeren voneinander weg und aufeinander zu. Anfangs zerfällt das mittlere Bild häufig in zwei Daumen. Es ist Übungssache und hängt von Deiner entspannten Aufmerksamkeit ab, wie gut es Dir gelingt, das Bild des einzelnen mittleren Daumens zu halten.

Du kannst Deine Augen auch auf einen Punkt hinter den beiden Fäusten einstellen, um einen „mittleren" Daumen zu erhalten. Wandere mit dem Blick zwischen diesen beiden Einstellungen hin und her und vergleiche die jeweiligen Bilder der „irrealen" Daumen. Es ist nicht nötig, die einzelnen Übungsschritte an einem Tag zu durchlaufen. Laß Dir ruhig Zeit für die Entwicklung Deiner Fähigkeiten. Spiele mit den Bildern mehrmals am Tag für einige Minuten. Wenn Du Dich anstrengst und sich die Augen verkrampfen, lege öfters Pausen ein.

Anstelle der Daumen kannst Du auch zwei gleiche Gegenstände nehmen, Bleistifte, Kerzen usw.

# Körperbewußtsein entwickeln

Du arbeitest an der Struktur Deiner Persönlichkeit, um die Wahrnehmung zu verbessern. Diese Struktur findet ihren „Ab"druck auf der Körperebene, wie ich eingangs dargelegt habe. Nachdem wir unter diesem Aspekt bisher das Auge und seine Funktionsweisen und -störungen betrachtet haben, solltest Du jetzt auch Deine Bewußtheit auf den ganzen Körper ausdehnen, denn Dein (Seh-)Problem zeigt sich noch in anderen Körperbereichen. Deine Panzerung Gefühlen und Emotionen gegenüber ist vielschichtig. Der Organismus ist eine Ganzheit, und wir wollen im weiteren Verlauf des Programms die Augen nicht mehr gesondert betrachten. Der Atem wird weiterhin eine wichtige Stütze sein, Deine Körperbewußtheit zu erhöhen. Und denke an Deine Mitte, um die sich alles dreht.

Durch intensive Körperarbeit wirst Du immer stärker mit Gefühlen in Kontakt kommen, Zeichen einer Auflockerung Deines Muskelpanzers. Unterdrücke Gefühle, gleich welcher Art, nicht, lasse sie zu und bringe sie zum Ausdruck. Ganz besonders hast Du bei den emotionellen Ausdrucksübungen Gelegenheit dazu.

# Die Füße

Stelle Dich ganz locker hin, die Füße hüftbreit auseinander, und schließe die Augen. Wie fühlst Du Dich im Moment? Hast Du irgendwelche Schmerzen oder spürbare Verspannungen? Mach Dir Dein Körpergefühl bewußt. Achte auf den Atem, das Ein und Aus der Atemluft. Allein das Hören oder Spüren des Atems, seinem Rhythmus zu lauschen, führt Dich ganz von selbst tiefer in die Ruhe. Bei Schmerzen oder Verkrampfungen kannst Du Dir vorstellen, wie der Atem an diesen Stellen ein- und ausströmt. Dabei läßt Du bei jedem Ausatemzug mehr los und der Schmerz nimmt ab oder verschwindet sogar.

Nun laß Dein Bewußtsein wie ein Steinchen in einem stillen Teich nach unten sinken, bis in die Füße, bis in die Fußsohlen. Spüre die Verbindung zur Erde, Deinen „Standpunkt". Wie fest stehst Du auf dem Boden? Fühlst Du Dich fest verankert oder eher abgehoben? Wenn Du ein Mensch bist, der sehr vom Intellekt gelenkt ist und wenig auf Intuition achtet, auf die „innere Stimme", ist diese Übung für Dich besonders wichtig. Sie verleiht Stabilität, macht Dich ausgewogen. Entspannung bedeutet immer Ausgleich und Ausgewogensein. Durch die Bewußtheit der Verbundenheit mit der Erde kompensierst Du die „Kopflastigkeit".

Aus Deinen Fußsohlen wachsen nun Wurzeln. Bemühe Dich nicht, Dir bestimmte Wurzeln vorzustellen. Akzeptiere vielmehr, was geschieht, wenn Du intensiven Kontakt zur Erde suchst. Schau diese Wurzeln genau an, achte darauf, wie lang und kräftig sie sind und wie weit sie in das Erdreich hineinreichen. Du wirst sehen, wenn Du die Übung häufiger machst, daß sich diese Wurzeln verändern. Sie ändern sich mit Deinem Befinden und mit Deinen Stimmungen.

# Verwurzeln

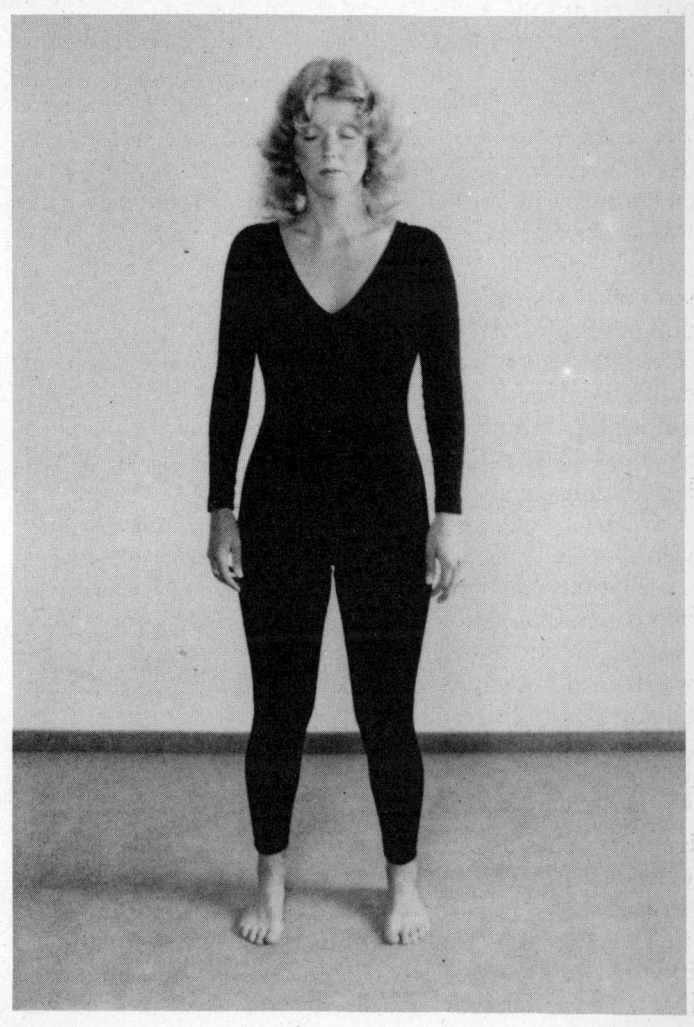

Über diese Verbindung mit der Erde laß nun alle Sorgen und Ängste, alles was Dich belastet, abfließen. Stell Dir vor, wie mit dem Ausatmen alle überschüssige Spannung nach unten sackt und Deinen Körper über die Wurzeln verläßt. Die „Mutter Erde" nimmt alles auf. Und sie gibt Dir auch Kraft und Energie. So kannst Du Dir vorstellen, wie Du beim Einatmen Lebensenergie aufnimmst.

Dann nimm einen tiefen Atemzug und öffne die Augen, wenn Dir danach ist. Wie fühlst Du Dich?

# Das Becken

Die Füße sind der Gegenpol zum Kopf. Das Zentrum liegt im Becken. Über Atem und Hara hast Du bereits Kontakt zu ihm aufgenommen. Bisher habe ich Dich immer dazu angehalten, Dir Deiner Atmung bewußt zu sein. Du hast sie bei verschiedenen Übungen und in unterschiedlichen Situationen beobachtet. Ich nehme an, daß Du jetzt weißt, wie Du atmest.

Es ist an der Zeit, Dich mit der optimalen Atmung vertraut zu machen. Nicht zufällig beschäftigen wir uns zugleich mit der Beckenregion, denn der Atem und das Becken gehören in gewisser Weise zusammen, ganz besonders im Hinblick auf Gefühle.

Eine tiefe, vollständige Atmung schließt immer den unteren Bauchbereich mit ein. Hier ist das Zentrum der Triebe, der Gefühle oder Emotionen. Der Kopf als Sitz des Verstandes steht laufend im Widerstreit zur Gefühlswelt, er möchte die Oberhand und Kontrolle haben. Er beurteilt und wertet, welche Gefühle zu akzeptieren sind und ausgedrückt werden dürfen.

Ich möchte damit keineswegs die verstandesmäßigen Fähigkeiten und Leistungen abwerten. Doch sollte klar sein, daß eine Überbewertung dieses Pols, also Kopflastigkeit, immer zu Lasten „emotionaler Gesundheit" geht. Gleichwertigkeit beider Pole lebt der ausgewogene Mensch.

Als Sehschwacher, besonders wenn Du kurzsichtig bist, lebst Du jedenfalls nicht in dieser Balance, unterdrückst Gefühle und hältst sie im Becken fest. Eingeschränkte Beweglichkeit des Beckens ist Zeichen eines Muskelpanzers in diesem Bereich. Die Atmung ist hierbei unvollständig und schließt nicht den Bauch mit ein. Das ist ein zusätzlicher Schutz vor Gefühlen. Denn tiefe Atmung löst Beckenbewegungen aus und rührt damit an diese Gefühle.

Viele Menschen atmen zu flach und hauptsächlich im Brustbereich. Sie atmen so im oberen bis mittleren Lungenbereich, und der Austausch von Sauerstoff und Kohlendioxid ist mangelhaft. Die Atmung ist oft stockend und ungleichmäßig. Vor allem in Streßsituationen wird sehr schlecht, das heißt sehr kurz und unrhythmisch geatmet. Gerade dann jedoch könnte eine tiefe und rhythmische Atmung Ruhe und Kraft geben. Warum geschieht das nicht von selbst, instinktiv? Ein tief sitzender Mechanismus verhindert das.

Betrachten wir den ersten Atemzug eines Menschen. Es ist ein Einatmen, meist mit Angst und Schreck verbunden. Denn aus der Geborgenheit des Mutterleibs kommend erlebt der Säugling diese Welt als nicht sehr einladend: Helligkeit und Kälte, ungewohnte Geräusche und eine äußerst unliebsame Behandlung erwarten ihn hier. Die Abnabelung von der Mutter durchtrennt seine bisherige Lebensader. Zu guter Letzt wird er an den Füßen gepackt, hängt mit dem Kopf nach unten (dabei erlebt er eine völlig ungewohnte Streckung der Wirbelsäule) und bekommt noch einen Schlag. Der erste Schrei, über den sich die Anwesenden so freuen, ist in Wirklichkeit ein Schrei des Entsetzens in Todesangst. Der erste Atemzug geschieht also in Verbindung mit einem Schrecken und prägt sich uns solchermaßen ein. Wenn Du jemanden beobachtest, der erschrickt, wirst Du sehen, daß er einatmet, und zwar in die Brust. Einatmen bedeutet immer Aktivität, Spannung und Festhalten. Größte Kraftentfaltung bringt jedoch die Ausatemphase, wie jeder Leistungssportler weiß.

Beim Ausatmen findet eine Entlastung statt. Es ist die Phase der Entspannung, und sie bedeutet Loslassen, Passivität. Aus der Art wie jemand ein- und ausatmet, kann man auf seine Persönlichkeitsstruktur schließen: Eine unvollständige, wenig tiefe Einatmung besagt, daß derjenige in seiner Aktivität, seiner Handlungsfähigkeit eingeschränkt ist. Es mangelt ihm an einem gesunden Selbstbehauptungswillen, und er scheut sich davor, sich aktiv das zu nehmen, was er zum Leben braucht. Jemand, der nicht vollständig ausatmet, hat Angst vor dem Loslassen, passiv zu sein. Er hält seine wahren Gefühle zurück, aus der Angst heraus, die Kontrolle zu verlieren. Schluchzen, seufzen, schreien und lachen sind allesamt Laute, Ausdruck von Emotionen, die mit dem Ausatmen verbunden sind. Wiederholt habe ich bei den Übungen auf Laute hingewiesen, die während des Ausatmens die Entspannung noch fördern.

Beurteile selbst, wie Du atmest, und Du kannst beginnen, etwas zu verändern.

Ein- und ausatmen sollten gleichgewichtig sein. Somit kommen auch ins Gleichgewicht:

Aktivität — Passivität
Spannung — Entspannung
Festhalten — Loslassen
Nehmen — Geben

Du siehst, wie wichtig die Atmung ist. Wenn Du die Übungen ausführst, ohne die Atmung bewußt miteinzubeziehen, können sie völlig nutzlos sein. Denn die Übungen erfordern in der Regel besondere Konzentration und können Anspannung bewirken. Der gleichmäßige Atem führt dann wieder zu Flexibilität und Entspannung. Die Rhythmik des Atems ist wichtig, aber es ist auch wichtig, wo geatmet wird. Die meisten Erwachsenen atmen nur noch bis in den Brustraum. Damit werden die unteren Lungenbereiche ausgeklammert und Bewegungen des Bauches und des Beckens verhindert. Das Zwerchfell, das Brust- und Bauchraum trennt, wird blockiert. Dadurch werden Gefühle, Emotionen, festgehalten. Ein *vollständiges* Atmen bezieht aber diesen Bereich mit ein, und es entsteht Bewegung, Energie kann fließen.

# Beckenschaukel

Die Beckenbewegungen beim Atmen kannst Du Dir am besten im Liegen verdeutlichen: Lege Dich bequem auf den Rücken, die Beine aufgestellt, die Füße in Hüftbreite auseinander flach auf dem Boden. Gehe mit dem Bewußtsein in den Unterleib.

Beim Einatmen laß den Bauch sich ausdehnen, dabei weicht das Becken nach hinten aus, es entsteht ein Hohlkreuz. Du kannst anfangs die Hände auf den Bauch legen und fühlen, wie der Bauch Deine Hände beim Einatmen nach oben drückt.

# Beckenschaukel

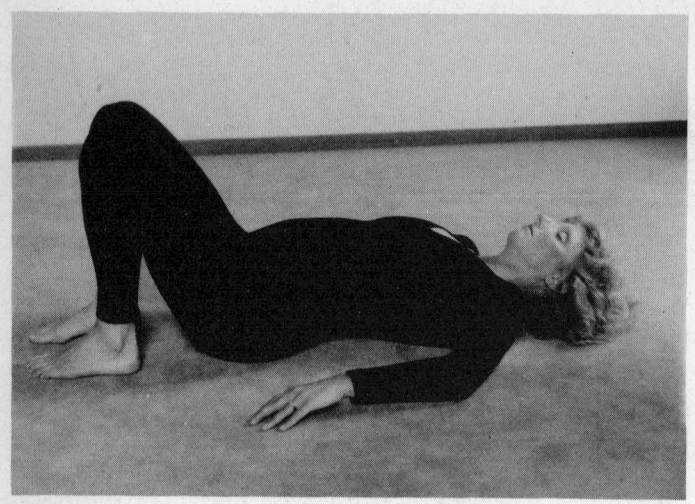

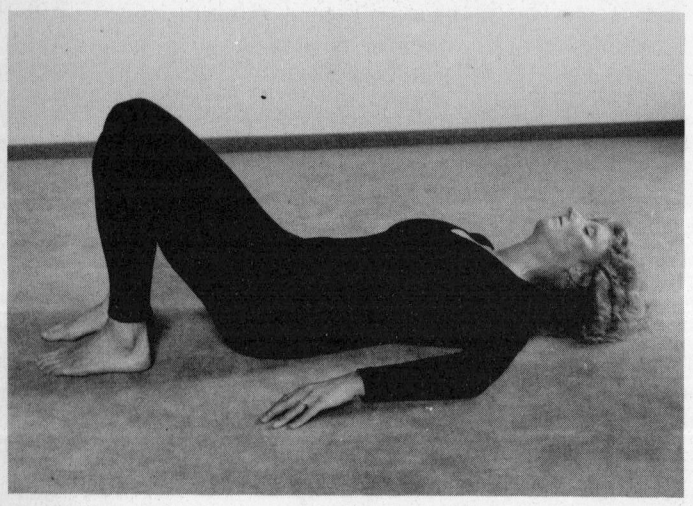

Laß beim Ausatmen den Bauch zurücksinken. Das Becken bewegt sich dabei nach vorne, der Rücken liegt flach auf der Unterlage. Du kannst anfangs diese Bewegung unterstützen, wenn Du die Bauchmuskeln ein wenig zusammenziehst und die Füße gegen den Boden stemmst.

Wichtig bei dieser Atmung ist die Bewegung des Beckens. Es schaukelt vor und zurück und dreht sich um das Hara. Erlebe die Beckenwiege jetzt auch im Stehen: Stell Dich mit lockeren Knien hin, die Füße schulterbreit auseinander, und atme bewußt in den Bauch. Dies ist die Zwerchfellatmung in die unteren Lungenpartien.

Einatmen: Bauch vor, Becken zurück, Hohlkreuz

Ausatmen: Bauch einziehen, Becken vor, Rücken gerade.

Du kannst so auch atmen, ohne daß es anderen auffallen muß: beim Stehen, Gehen, auch beim Sitzen. Achte immer auf eine leichte Bewegung des Beckens. Es genügt ein leichtes, kaum sichtbares Wiegen des Beckens.

In dieser Weise kommst Du mit Gefühlen in Kontakt, die Du im Beckenraum festhältst. So können auch Gefühle der Lust aufkommen, ein Beweis der Lebenskraft in Dir.

Die „vollständige Atmung" schließt den Brustkorb mit ein. Dieser „Yoga-Atem" kombiniert Zwerchfell-, Brust- und Flankenatmung und ist von solchem Wert für jeden Menschen, daß er Dir zur zweiten Natur werden sollte und nach einiger Übung auch unbewußt, d.h. ohne willentliche Beeinflussung, so ablaufen sollte.

Übe zunächst im Liegen: Auf dem Rücken, die Beine aufgestellt, atme vollständig aus. Es ist zunächst unwesentlich, ob Du durch Nase oder Mund atmest.

Beginne mit dem Zwerchfell. Der Bauch dehnt sich aus. Nach etwa zwei Dritteln der maximal zu erreichen-

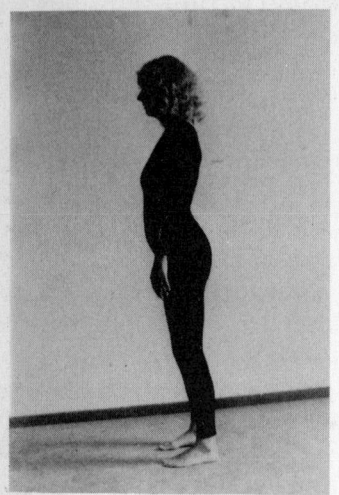 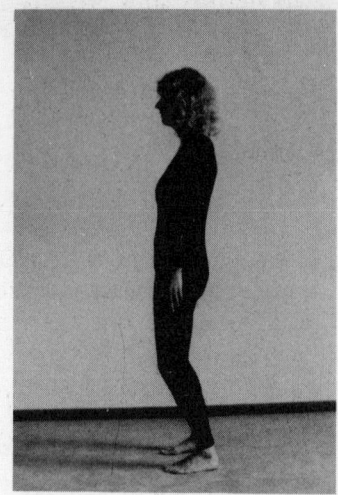

den Dehnung, laß die Luft nach oben steigen und beziehe die Rippen mit ein (Flankenatmung). Die Rippen spreizen sich, und der mittlere Lungenbereich dehnt sich aus. Die Luft steigt dann in den oberen Lungenbereich, dabei dehnt sich die Brust. Währenddessen sinkt der Bauch wieder ein.

So verläuft die Einatmung über den Bauch zu den Rippen und zur Brust.

Beim Ausatmen ist es umgekehrt: Der Brustbereich sinkt ein, dann die Rippen. Ziehe zuletzt die Bauchmuskeln leicht zusammen, um die Lungen ganz zu leeren.

Dies ist die für uns optimale Atmung, auch im Sitzen und Stehen und in Bewegung. Du kannst auch sie so pflegen, daß es niemandem auffällt, indem Du die jeweilige Ausdehnung nicht so sehr übertreibst. Sie wird zu einer wellenförmigen Bewegung, die Dein Energiepotential enorm steigern wird und Verspannungen lockert.

Wir arbeiten weiter mit dem Becken.

## Beckenkreisen

Stell Dich locker hin, die Füße hüftbreit auseinander, die Knie leicht gebeugt. Atme in den Bauch, wenn Du das Becken jetzt kreisen läßt. Spüre die Verbindung von Becken und Beinen und somit vom Becken zum Boden. Während das Becken kreist, sollte der Oberkörper ziemlich bewegungslos und aufrecht bleiben. Nur die Beine und das Becken sind in Bewegung. Nach einigen Beckenumdrehungen wechsle die Richtung. Wie fühlt sich das Beckenkreisen an?

Achte dabei auf folgendes: Nicht die Bauchdecke anspannen, die Gesäßbacken nicht zusammenkneifen und nicht den Anus einziehen. Spannungen in diesem Bereich weisen auf die Angst hin, loszulassen, eine Angst, „in die Hose zu machen".

Das Kreisen mit dem Becken ist eine Übung, die zum täglichen Bestandteil Deiner Körperarbeit werden sollte. Übe das Beckenkreisen wenn möglich schon vor dem Frühstück, ansonsten jedenfalls vor dem Essen. Bei flotter Musik kann diese Übung sehr viel Spaß machen. Fühle Dich dabei wie ein Bauchtänzer/in. Wenn Du die Augen schließt, bist Du noch zentrierter im Hara und läßt das Becken noch achtsamer um dieses Zentrum kreisen.

Registriere die Gefühle, die dabei „hochkommen" können. Es sind zumeist sexuelle Empfindungen. Ist Sexualität vielleicht ein Thema, das Du bei Dir nicht sehen willst? Wenn Deine Sehschwäche zur Zeit der Pubertät aufgetreten ist, kann dieser Zusammenhang nahe liegen.

## Beckenkreisen

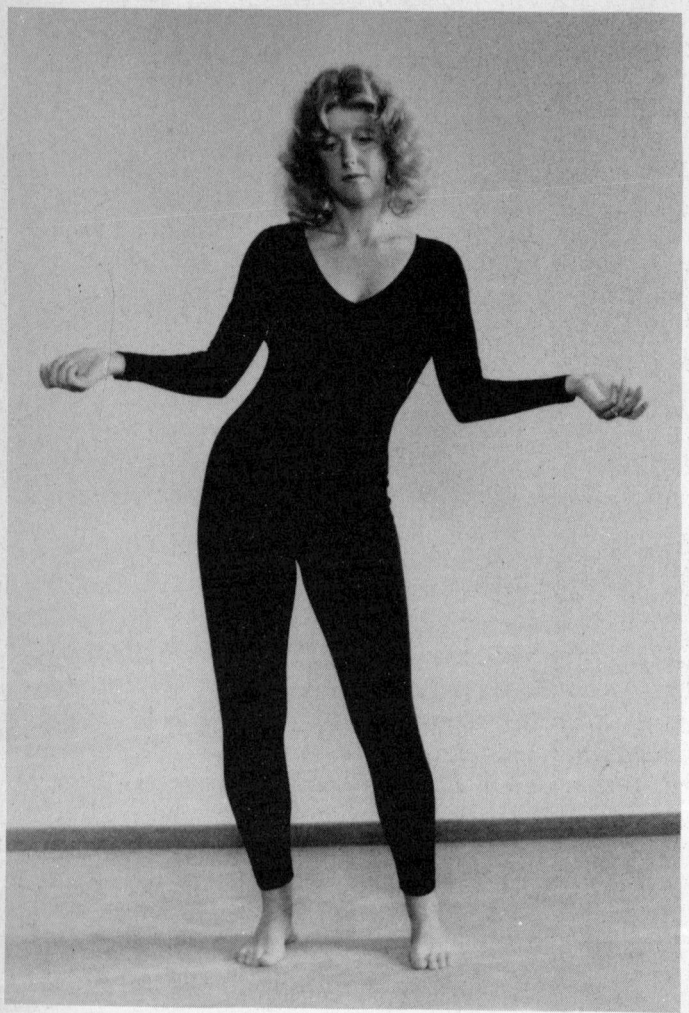

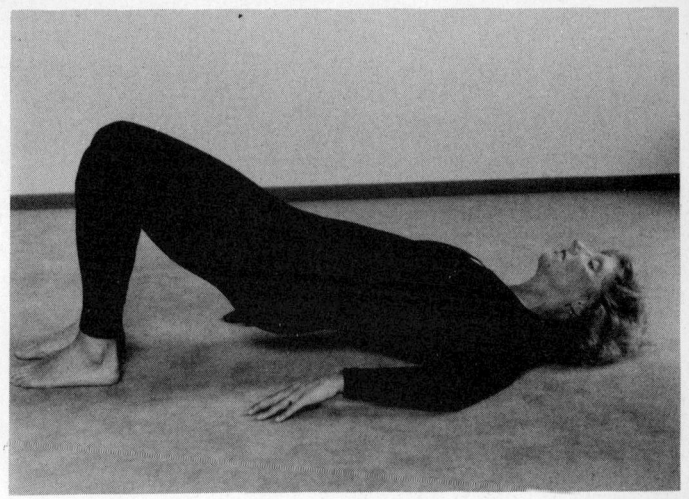

# Becken fallen lassen

Durch eine Erschütterung läßt sich die Starrheit im Bekken auch lösen. Du erschütterst dadurch auch Dein „Zentrum" und hältst es flexibel.

Lege Dich morgens und abends mit dem Rücken auf den Boden und stelle die Beine auf. Hebe das Becken hoch und lasse es wieder herunterfallen. Wiederhole dies etwa zwanzig Mal. Je härter dabei der Boden ist, desto stärker ist die Erschütterung.

Achte dabei auf Deine Gefühle, denn bei dieser Übung kann Dir einiges bewußt werden. Im übertragenen Sinne übst Du Dich dabei im Loslassen, im Sich-fallen-lassen.

# Der Rücken

Der gesamte Rücken bietet viele Möglichkeiten, unterdrückte Gefühle, Ängste, Kummer und Sorgen darauf abzuladen. Er wird zur „Rumpelkammer", und manch einer hat einen „breiten Rücken", so viel an Last und Problemen schleppt er mit sich herum. Dementsprechend zahlreich sind die Beschwerden, von Schmerzen und Verkrampfungen bis zu Fehlhaltungen und Deformationen.

Bei vielen der vorangegangenen Übungen war der Rücken beteiligt. Eine besondere Entspannungsübung für die gesamte Wirbelsäule ist der

# Katzenbuckel

Knie Dich dabei auf 'alle Viere', die Ellbogen gestreckt, die Finger weisen nach vorne. Laß beim Einatmen den Bauch fallen und den Rücken durchhängen. Lege den Kopf zurück, so daß Du zur Decke hochschauen kannst. Der Unterkiefer bleibt locker, und Du atmest durch den offenen Mund.

Beim Ausatmen senkst Du den Kopf nach vorne, bis Dein Kinn das Brustbein berührt. Mach gleichzeitig einen „Katzenbuckel" und ziehe die Bauchmuskeln zusammen, um die Lungen völlig zu entleeren. Wiederhole dieses abwechselnde Strecken und Beugen mehrere Male.

Verbinde nun das Strecken und Beugen mit einer kreisförmigen Bewegung. Setze Dich zurück, auf Deine Fersen. Beuge dann den Oberkörper weit nach vorne, so daß Du mit der Nase fast den Boden berührst. Strecke nun das Gesäß in die Höhe. Lasse den Rücken durchhängen, wenn Du jetzt die Ellbogen beugst und knapp über dem

Katzenbuckel: Hohlkreuz, Blick nach oben ...

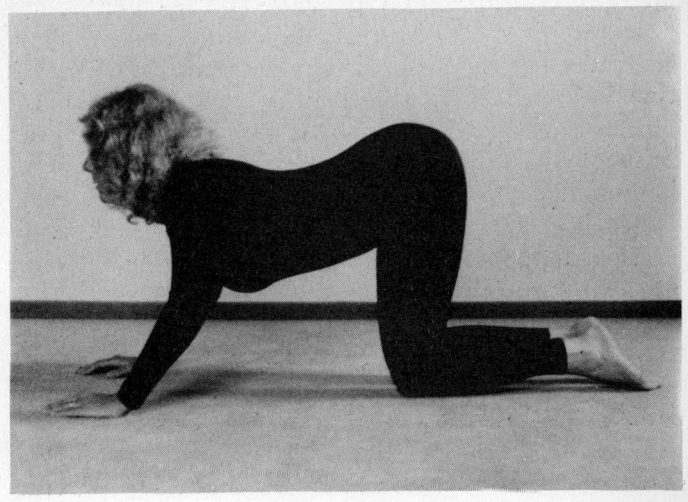

Boden mit der Nase nach vorne ziehst. Atme dabei ein.
Vorne geh mit dem Kopf in die Höhe und beschreibe den
zweiten Halbkreis zurück. In dieser Phase wird aus dem
durchhängenden Rücken ein Katzenbuckel, und Du atmest aus. Die Wirbelsäule macht dabei eine schlangenför-
mige Bewegung, und jeder einzelne Wirbel wird bewegt.

Nachdem Du etwa fünf solcher Kreise beschrieben
hast, ändere die Richtung.

Kopf einziehen, Buckel machen ... Po auf Fersen setzen

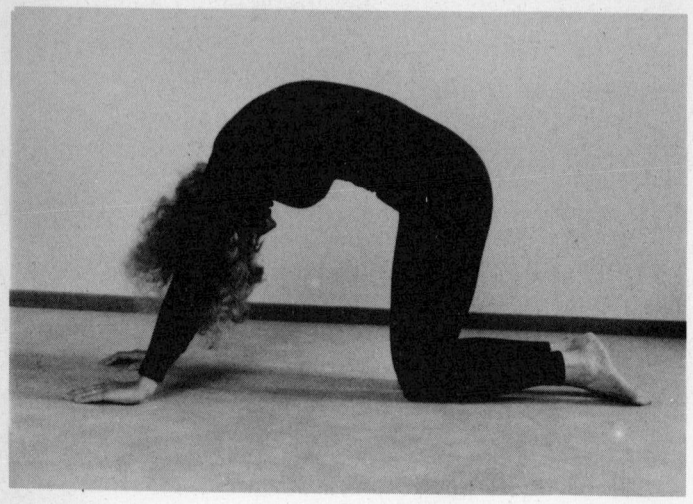

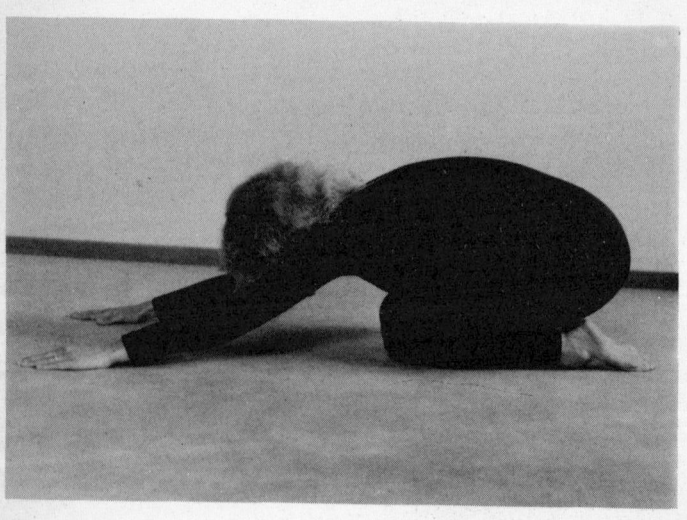

Po hoch, Kopf runter ... Kopf hoch, Hohlkreuz bilden

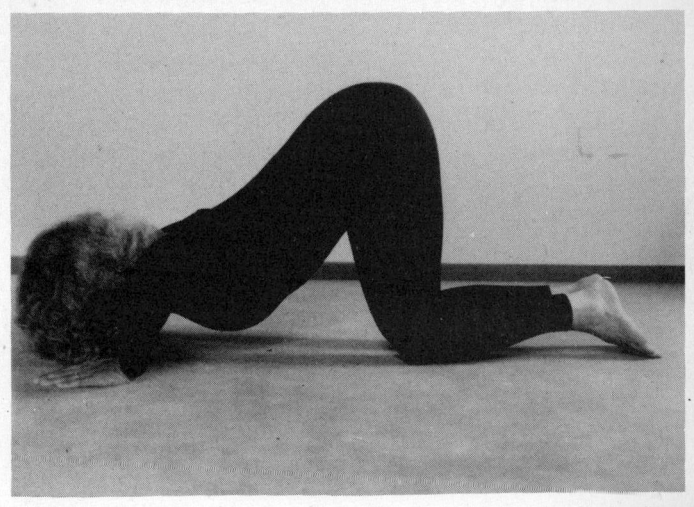

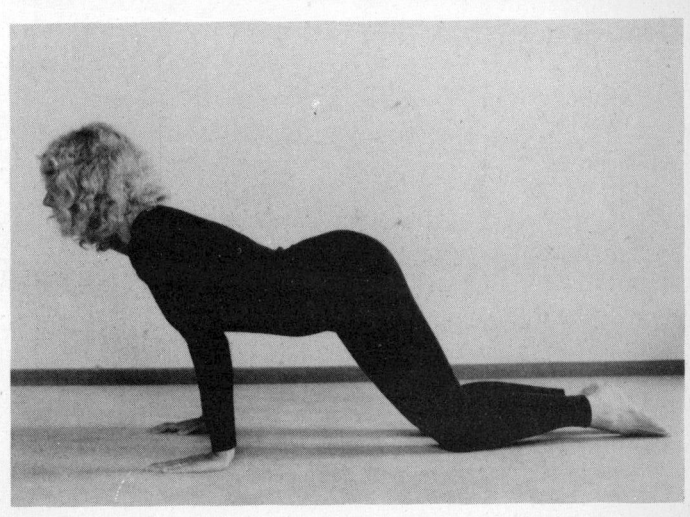

# Die Brust

Durch Dehnen und Strecken löst Du auch im Brustbereich Blockaden und bringst dort die Energie verstärkt zum Fließen. Die Panzerung in dieser Region, und damit die Einkapselung von Gefühlen, geht sogar aus unserer Umgangssprache hervor:

„Beklemmung der Brust" − „Mir bleibt die Luft weg" − „Es drückt mir das Herz ab" usw.

Stelle Dich vor einen Spiegel und betrachte die Form Deines Brustkorbes. Wenn er eingefallen ist, was sich oft durch vorgezogene Schultern noch verstärkt bemerkbar macht, ist das ein Zeichen eines chronisch mangelhaften Energieniveaus. Das hat zur Folge, daß Du Dich häufig schlapp, unlustig und überlastet fühlst. Für Dich ist dann folgende Übung besonders angezeigt:

# Brustdehnung

Sie besteht aus einer Folge von Bewegungen und Positionen, die Du möglichst fließend ineinander übergehen lassen solltest.

Stell Dich mit fast geschlossenen Füßen entspannt hin. Winkle die Arme vor der Brust an, die Ellbogen seitwärts, die Handflächen nach außen gewendet. Atme aus.

Strecke die Arme und spüre den Zug in den Ellbogen. Atme dabei ein. Führe die gestreckten Arme nach hinten, während Du ausatmest. Spüre den Zug in den Schultern. Verschränke die Hände hinter Deinem Rücken. Atme tief ein, beuge Dich dabei nach hinten, wobei Du die Arme vom Körper weghältst. Halte in dieser Position bei angehaltenem Atem etwa 10 Sekunden inne. Während Du aus-

# Brustdehnung – Ablauf in vier Phasen

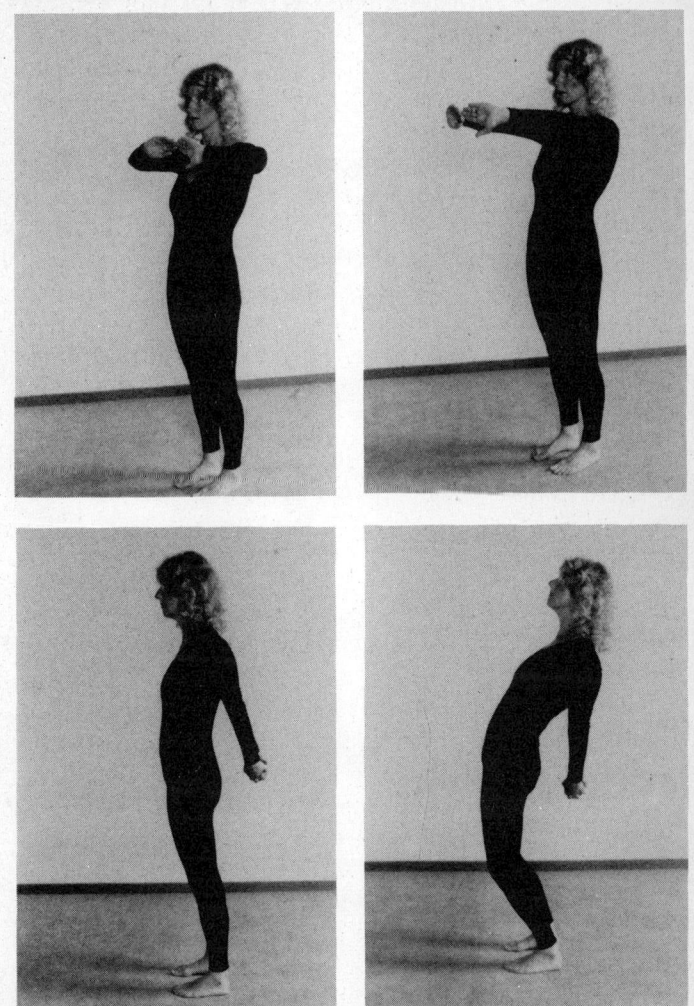

## Brustdehnung – abschließende Phase

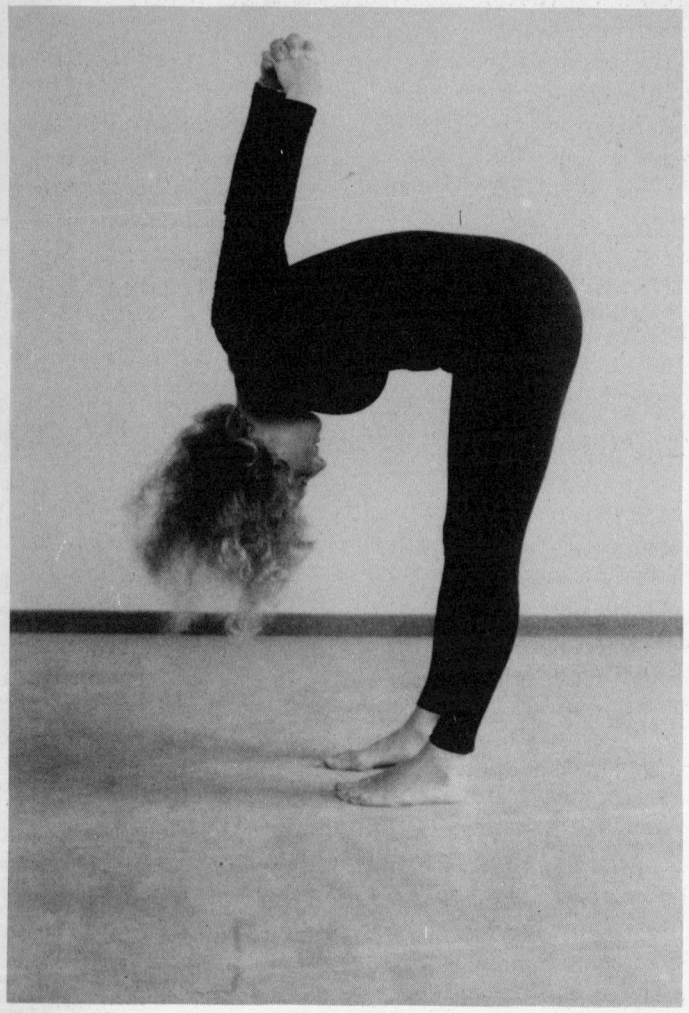

atmest, beuge Dich nach vorne, hebe die Arme hoch zur Decke. Der Nacken ist entspannt, die Beine sind gestreckt. Verharre mit angehaltenem Atem 10 Sekunden in dieser Position.

Während Du wieder einatmest, richtest Du Dich auf, löst die Hände und entspannst die Schultern.

Es beginnt ein neuer Zyklus, indem Du mit dem Ausatmen die Arme wieder nach vorne vor die Brust bringst.

Wiederhole die Brustdehnung mehrere Male und achte darauf, Dich mehr und mehr zu strecken und den Oberkörper tiefer zu beugen und die Arme immer ein wenig weiter vom Körper weg zu bringen. Überanstrenge Dich aber nicht.

## Energetisieren

Rhythmisches Atmen und gleichförmige Bewegung sind eine ideale Kombination, Dich zu harmonisieren und mit Energie aufzuladen bzw. einen Energieüberschuß abzuleiten. Wichtig dabei ist das bewußte Erleben solch einer Kombination.

Das Energetisieren ist eine in diesem Sinne entwickelte Übung. Nimm Dir viel Zeit für diese Übung, mindestens fünf bis zehn Minuten. Musik im Hintergrund kann sehr angenehm sein und Dir helfen, einen Rhythmus einzuhalten.

Stelle Dich hin, die Beine etwas mehr als schulterbreit auseinander. Führe nun die Arme im weiten Bogen nach oben bis über den Kopf, wobei Du tief einatmest und die Energie aus Deiner Mitte herauf bis in die Schultern ziehst. Dann laß den Oberkörper mit dem Ausatmen nach vornüber fallen und die Arme zwischen den Beinen

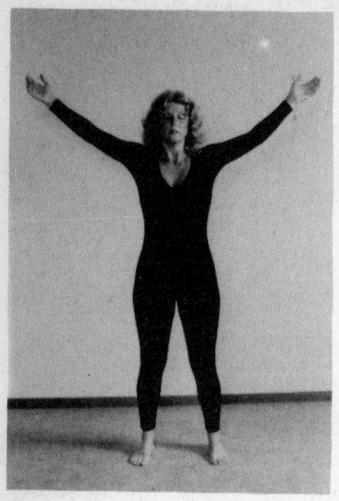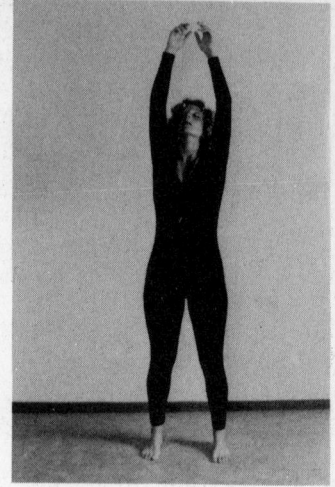

durchhängen. Atme mit offenem Mund, halte den Unterkiefer locker.

Diesen Kreis mit den Armen beschreibe zügig und fließend. Laß Deine Stimme zu, wenn Dir danach ist. Bestimme selbst den Dir angenehmsten Rhythmus.

Setze sofort wieder einen neuen Kreis an, von tief unten bis über den Kopf, wobei Du mit dem Oberkörper hochkommst und einatmest.

Wichtig ist bei dieser Übung, daß sie ohne Unterbrechung abläuft. Laß daher keine Pausen zwischen ein- und ausatmen und aus- und einatmen entstehen.

Bleibe anschließend ruhig stehen. Schließe die Augen, wenn sie nicht schon geschlossen sind, und lausche in Dich hinein.

# Kopf und Nacken

„Ihm sitzt die Angst im Nacken", meint eine Verkrampfung der Nackenmuskulatur, was noch klarer aus „Hartnäckigkeit" oder „Halsstarrigkeit" hervorgeht. So weist schon der Volksmund mit solchen Redensarten auf analoge Bezüge hin.

Verspannungen im Nackenbereich sind Teil Deines Muskelpanzers und signalisieren zum einen den Mechanismus des Festhaltenwollens und zum anderen sind sie Ausdruck einer teilweisen Blockade des Energieflusses.

## Nackendehnung

Du kannst Dir dieses Festhalten von Energie im Nackenbereich bewußt machen, indem Du die Spannung noch erhöhst und bis zum Schmerz steigerst. Als Reaktion darauf wirst Du Entspannung erfahren und loslassen: Stell Dich hin und verschränke die Hände hinter dem Kopf. Ziehe den Kopf langsam in Richtung Brustbein, wobei Du die Nackenmuskeln anspannst und dem Zug der Hände nach vorne Widerstand leistest. Geh dabei bis zur Schmerzgrenze, daß Du es eben noch aushalten kannst. Atme tief durch den Mund, der Unterkiefer bleibt dabei ganz locker, und gib Töne von Dir. Du spürst die Dehnung bis in den Rücken hinein. Wenn Gefühle der Wut hochkommen, dann artikuliere sie. Es sind die Gefühle, die Du bisher im Nacken festgehalten hast, und die durch den Schmerz aktiviert werden.

Bringe den Kopf langsam in die Ausgangsstellung dieser Übung zurück, wobei der Zug der Hände nachläßt. Schließe die Augen und genieße die nachfolgende Ruhe und Entspannung.

Nackendehnung

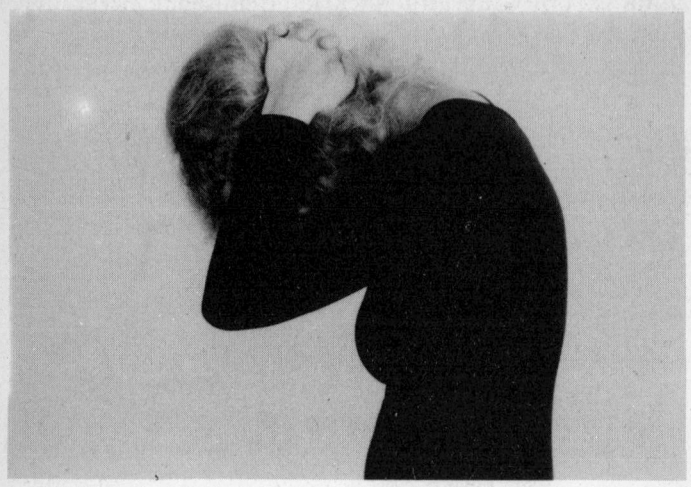

Sobald der Schmerz nachgelassen hat, lockere den Nacken durch Neigen und Kreisen des Kopfes.

## Nacken lockern

Laß den Kopf langsam nach vorne sinken, bis Dein Kinn fast das Brustbein berührt. Die Schultern bleiben dabei locker. Hebe dann langsam den Kopf und laß ihn nach hinten in den Nacken fallen. Du atmest ruhig und gleichmäßig durch den offenen Mund, der Unterkiefer hängt locker und hält nichts fest. Diese Vor- und Rückwärtsbewegung wiederhole einige Male. Neige dann den Kopf zur Seite, als wolltest Du ihn einmal auf die rechte und dann auf die linke Schulter legen.

Den Nacken lockern

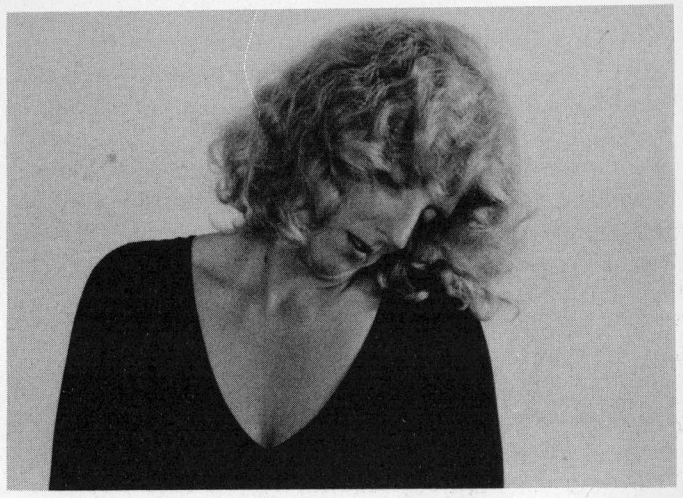

Führe alle Bewegungen des Kopfes langsam aus und spüre die Dehnung und Streckung der Halswirbelsäule. Damit bist Du für das Kopfrollen vorbereitet.

## Kopfrollen

Drehe den Kopf zur Seite und sieh über die Schulter hinweg, dann zur anderen Seite. In diesem Halbkreis laß den Kopf nun von Seite zu Seite rollen, indem Du ihn nach vorne fallen läßt, mit dem Kinn also die Form eines „U" beschreibst. Du kannst den Kopf wirklich fallen lassen, denn durch die vorhergegangene und vorbereitende Nakkenlockerung kann Dir dabei nichts passieren. Atme! Nach etwa einem Dutzend Rollen nach vorne nimm Dir die Drehbewegung im Halbkreis nach hinten vor. Laß den Kopf von Schulter zu Schulter über das Genick rollen.

Zum Schluß vollführe den gesamten Kreis. Atme aus, wenn der Kopf nach vorne fällt und atme ein, wenn Du ihn nach hinten rollst. Ändere zwischendurch die Richtung.

Führe den gesamten Ablauf sehr behutsam und bewußt durch. Das Lösen der „Halsstarrigkeit" darfst Du nicht erzwingen.

# Schultern

Sind Deine Schultern entspannt und frei beweglich? Oder spürst Du dort Schmerz oder Anspannung? Vielleicht ziehst Du die Schultern hoch und dabei den Kopf ein? Wenn die Schultern nach vorn gezogen werden, hat das ebenso eine Bedeutung wie zurückgezogene oder hängende Schultern. Du siehst, auch hier drückt sich die Persönlichkeit eines Menschen in untrügerischer Weise aus. Es lohnt sich deshalb in jedem Falle, auch etwas für die Lockerung der Schultern zu tun.

Um Verspannungen zu lockern, beginnen wir auch hier wieder mit zusätzlicher Anspannung.

# Nackenreiben

Du stellst Dich hin, die Füße hüftbreit auseinander, und ziehst die Schultern hoch. Dabei „versinkt" der Kopf und Du fühlst Dich wie eine „Schildkröte". Übertreibe diese

## Den Nacken an den Schultern reiben

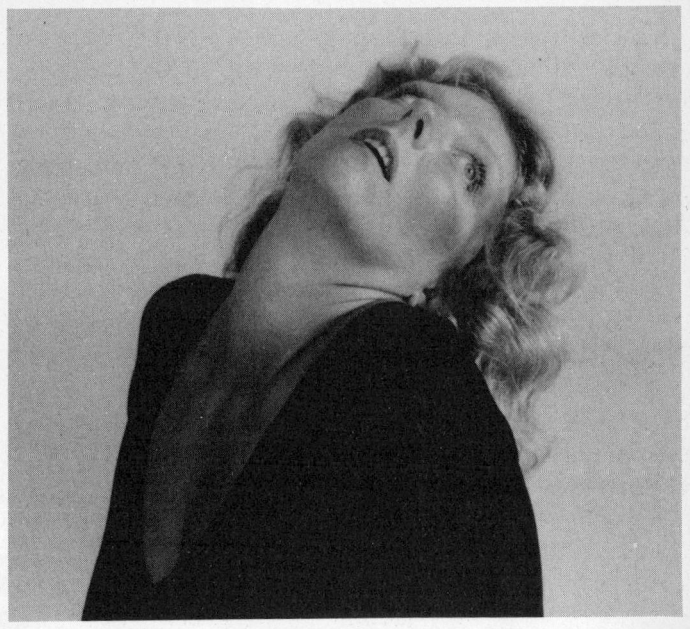

zusätzliche Anspannung, auch wenn es weh tut. Lege dann den Kopf zurück und reibe den Hinterkopf kräftig zwischen den Schultern hin und her. Du wirst Wärme spüren, die durch das intensive Reiben entsteht. Bei Schmerzen gib Deine Stimme hinzu, atme, seufze oder laß andere Töne heraus. Je mehr Du die Spannung erhöhst, um so besser ist es. Wie fühlst Du Dich dabei? Es kann leicht Wut aufkommen, die im Schulter-Nackenbereich schlummerte. Drücke aus, was Dich bewegt.

Dann laß los, die Schultern sinken, der Nacken entspannt sich, und Du fühlst wieder in Dich hinein.

# Schulterrollen

Beschreibe mit den Schultern Kreise, vor und zurück, mit einer oder beiden Schultern, in verschiedenen Richtungen. Genieße diese Beweglichkeit und bleibe im Nacken ganz locker.

Zum Schluß schüttle Dich. Schüttle den ganzen Körper: Füße und Beine, Hände und Arme, Becken, Schultern, Kopf und Nacken. Schüttle einfach alles, was irgendwie beweglich ist. Laß den Unterkiefer locker, sogar die Zunge. Dann laß den Kopf nach vorne sinken, die Schultern mit den Armen und beuge schließlich auch den ganzen Oberkörper in der Taille. Bleibe in den Knien locker, drücke sie nicht durch, laß den Oberkörper vornüber baumeln, sich hin und her bewegen. Kopf und Nacken sind dabei ganz entspannt. Atme tief ein und aus und gähne, lalle, knurre und schüttle Dich. Spüre die Schwerkraft in den Augen.

Komm dann langsam wieder in die Ausgangsstellung zurück. Wie geht es Dir?

# Emotionen ausdrücken

Emotionen sind Gefühlsregungen. Sie verlangen nach Ausdruck. Wie chronische Muskelverspannungen in Deinem Körper zeigen, hast Du viele Emotionen nicht ausgedrückt. Du hast sie festgehalten, sie sozusagen im Körper abgelagert. Solche Blockaden sind Dir in den vorangegangenen Übungen in Form von Schmerz oder Verspannung bewußt geworden.

Aggressionen werden heutzutage meist negativ bewertet. Dabei ist Aggression ein Grundimpuls des Menschen. Aggression heißt: „Sich in Richtung auf etwas bewegen", und ist somit zunächst eine Anfangsenergie, ohne die wir nicht überleben könnten. Wir würden aussterben, denn allein schon der Geschlechtstrieb ist eine Form von Aggression. Genauso die „Nahrungssuche", somit ist letztlich jeder aggressiv.

Probleme entstehen immer erst dann, wenn wir werten und beurteilen. Dabei übernimmt der Verstand die Kontrolle und beurteilt aggressive Impulse als wünschenswert oder nicht erwünscht, als positiv oder negativ. Je „verkopfter" ein Mensch ist, desto stärker kontrolliert und wertet er auch. So läßt er beispielsweise Hunger als einen wünschenswerten Impuls zu und begibt sich zum gedeckten Tisch; unterdrückt aber seine Sexualität, den Impuls zur Fortpflanzung.

Aus jeder nicht zugelassenen, unterdrückten Aggression entsteht ein Gefühl, das Dir Angst bereitet, da Du den zugrundeliegenden Impuls tabuisiert hast. Zeichen dieser Angst ist Dein Muskelpanzer, mit dem Du Dich schützt.

So geht es also in den folgenden Übungen darum, Gefühle bewußt wahrzunehmen und aggressiv auszudrükken. Du kannst dadurch Deine Angst abbauen und Dich von ihrem Druck befreien. Denn Angst hast Du nur vor dem, was Du nicht kennst.

# Kissen verprügeln

Attackiere ein Kissen, schlage mit den Fäusten darauf ein. Das ist die beste Art, Wut und Zorn abzulassen. Benütze diese Möglichkeit, wann immer Dir diese Gefühle bewußt werden, wenn Du Dich über jemanden oder etwas geärgert hast und Du diesen Ärger nicht direkt zum Ausdruck bringen kannst. Achte dabei vor allem darauf, daß Du nicht nur Fäuste und Arme einsetzt, sondern möglichst mit dem ganzen Körper mitgehst. Schlage aus der Mitte heraus, aus dem Hara. So sind dann auch die Schultern, der ganze Oberkörper und das Becken mit einbezogen, denn Wut kommt aus dem Bauch und entsteht nicht in den Fäusten. Und so solltest Du diese Gefühle auch durch Beckenbewegungen ausdrücken, die sich dem Oberkörper, den Schultern, Armen und Händen mitteilen. Laß Deine Stimme ausdrücken, was Dich bewegt. Du kannst beispielsweise „Nein" schreien oder „Da hast Du's" oder „Ich zeig's Dir".

Begnüge Dich nicht mit einem oder zwei Hieben. Agiere Dich so aus, daß Du Dich danach erleichtert und

Energie aus dem Becken holen ... und schlagen

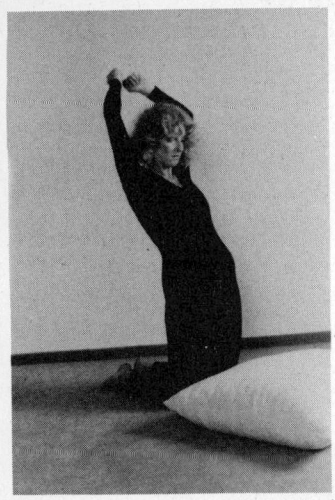

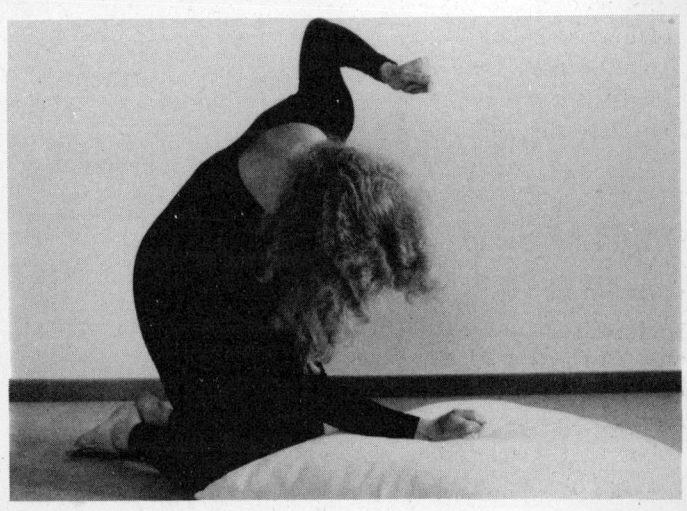

befreit fühlst. Atme tief „aus dem Bauch heraus". Wenn Dir anschließend übel oder schwindelig ist, leg Dich hin und „atme in diese Empfindungen hinein". Übelkeit und Schwindel bedeuten in diesem Fall, daß Du noch nicht hinter diesem Gefühlsausdruck stehst, ihn innerlich noch ablehnst.

Ausdrucksübungen wie diese sind übrigens nicht nur zur Abreaktion bereits vorhandener Gefühle da, du hast damit auch die Chance, in diese Gefühle hineinzukommen. Viele Menschen habe ich schon erlebt, die von sich behaupten, selten oder nie aggressiv zu sein. Sie meinen damit, ihre Gefühle kontrollieren und unterdrücken zu können, und sind auch noch stolz darauf. Ihnen empfehle ich die Kissenübung, auch wenn sie im Moment nicht wütend sind.

Wenn Du so auf ein Kissen einschlägst, kommst Du automatisch an „alte" Gefühle von Wut, Haß, Verzweiflung, aber auch Traurigkeit. Versuche und erfahre es.


# Holzhacken

Zur Aggressionsabfuhr eignet sich auch das Holzhacken, bei dem der ganze Körper in Aktion ist.

Du stehst breitbeinig da und stellst Dir eine Axt vor, die Du in Händen hältst, sowie einen Holzklotz vor Dir auf dem Boden.

Hebe die Axt hoch über den Kopf und atme tief ein. Der ganze Körper spannt sich dabei wie ein Bogen. Mit einem Schrei und einem Vorwärtsschnellen entlädst Du angestaute Energie, wobei Arme und Hände zwischen den Beinen hindurchsausen. Sei bei dieser Übung anfangs

# Holzhacken: ausholen … zuschlagen

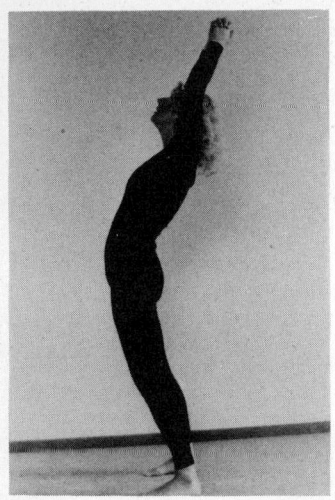

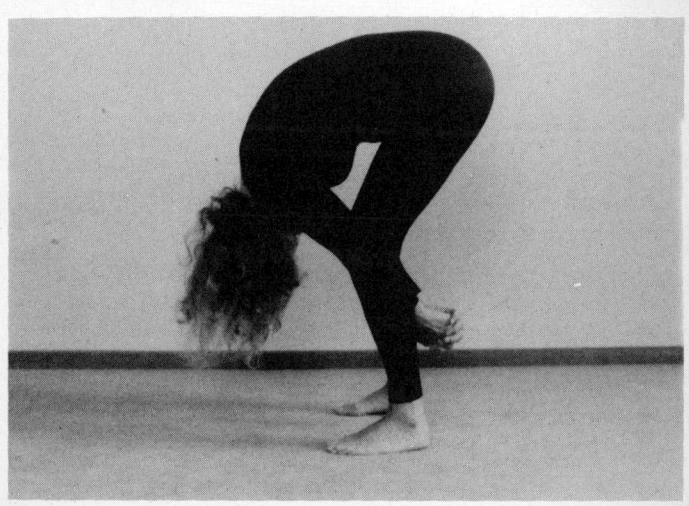

noch etwas zurückhaltend, besonders wenn Du Probleme mit der Wirbelsäule hast (nimm bei starken Beschwerden von dieser Übung Abstand und belasse es beim Kissenschlagen), und steigere allmählich die Intensität und beschleunige den Rhythmus des Schlagens.

Du kannst Dir den Holzklotz auch als ein Problem vorstellen, das Du im Moment hast, und es so aktiv angehen.

Wichtig ist die Stimme. Sie sollte aus den Tiefen des Bauches hochkommen und nicht nur aus der Kehle herausgepreßt werden (Heiserkeit ist ein Zeichen, daß die Stimme nicht aus der Tiefe kommt).

Lege Deine ganze Kraft in diese Ausdrucksübung. Sie zeigt Dir, wie stark Du wirklich bist, wenn Du es nur zuläßt.

Beende die Übung, wenn Du Dich ausgetobt hast. Dann stehe ruhig da und sei „in Dir". Spüre den Energiefluß, die Standhaftigkeit und die Kraft, die Dein Körper ausstrahlt.

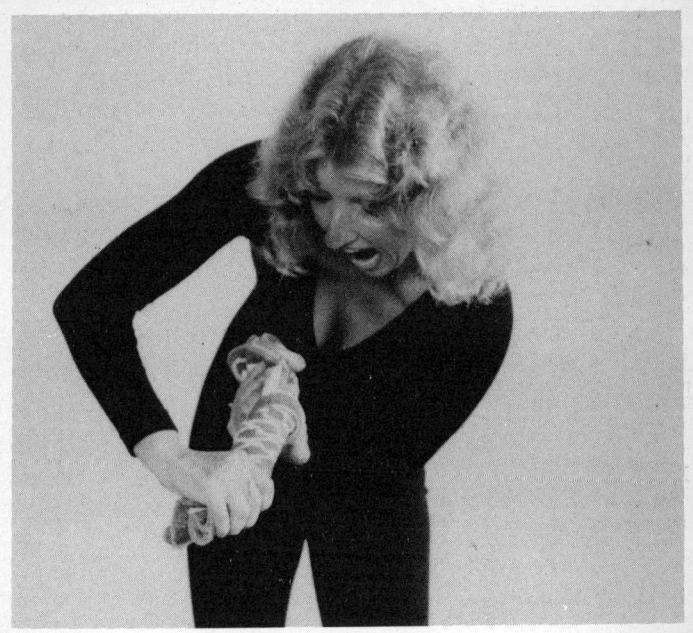

# Handtuchwringen

Falte ein Handtuch und rolle es auf handliche Größe zusammen.

Entwickle Aggression, indem Du mit aller Kraft das Handtuch wringst und dabei ärgerliche oder wütende Töne zuläßt. Der ganze Oberkörper ist in diese Übung mit einbezogen und agiert über Schultern, Arme und Hände.

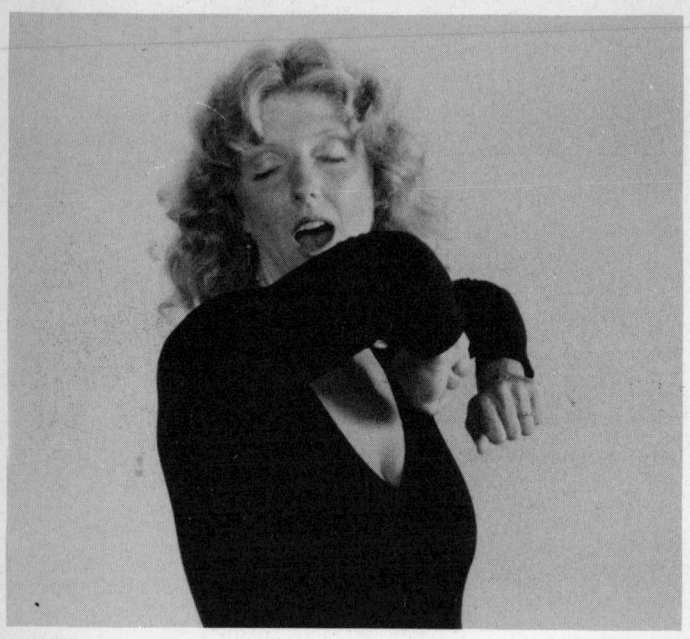

## „Hau ab!"

Mit beiden Beinen fest auf dem Boden stehend, hebe die
Arme, die Ellbogen angewinkelt zur Seite, balle die Fäuste und stoße abwechselnd die Ellbogen nach hinten mit
dem wütenden Ausruf „Hau ab!" Befreie Dich damit von
der Angst, die Dir „im Nacken sitzt".

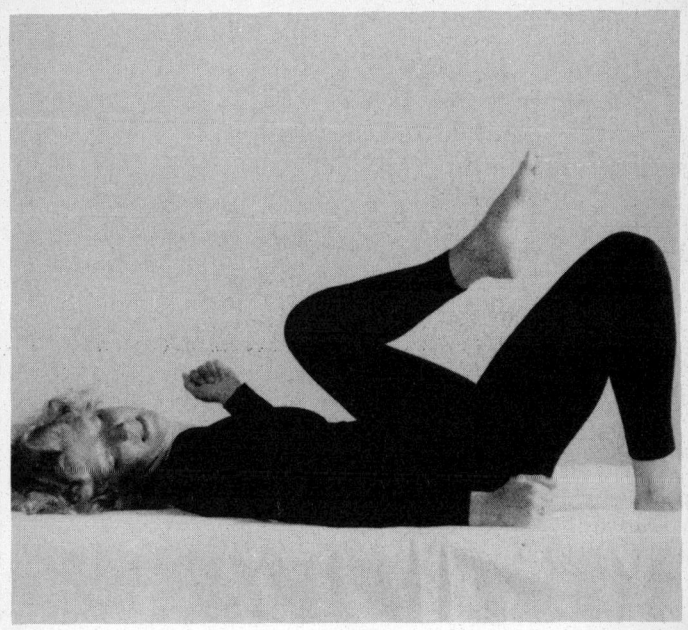

## Tobsuchtsanfall

Das hört sich gefährlich an. Doch bedenke, gefährlich kann nur das werden, was Du in Dir unterdrückst. Jede Art von Gefühlsausdruck dagegen entspannt und befreit.

Beim Tobsuchtsanfall kannst Du so richtig ausflippen und den Muskelpanzer im ganzen Körper lockern.

Lege Dich auf eine Liege oder Matratze und winkle die Knie an. Beginne so: Stampfe mit den Füßen abwechselnd, wobei die Bewegung aus dem Becken, der Hüfte kommt. Dann nimm die Fäuste dazu und schlage abwechselnd rechts und links von Dir auf die Unterlage. Zuletzt rolle noch den Kopf von einer Seite zur anderen. Nimm Deine Stimme hinzu und rufe oder schreie „Nein!" oder „Ich will nicht!"

Idealerweise lassen sich die einzelnen Bewegungen koordinieren, d.h. gleichzeitig stampfst Du mit dem linken Fuß auf, schlägst mit der linken Faust und rollst den Kopf nach links. Genauso rechts. Daraus entsteht eine harmonische Bewegung, die alle Ausdruckselemente beinhaltet.

# Selbsterfahrung durch Meditation

Die Übungen dieses Abschnitts runden den Bewußtwerdungsprozeß ab. Sie dienen der Intensivierung der Selbsterfahrung und konfrontieren Dich auch mit „Dingen", die Dir bislang zum Teil unbewußt waren. Gefühle stehen weiterhin im Mittelpunkt und Ehrlichkeit Dir gegenüber, besonders in Bezug auf Deine Ängste.

Du kannst, während Dein Bewußtseinszustand erweitert ist, wertvolle Hinweise auf das bekommen, was Du nicht sehen willst. Denn die Lösung des Problems Sehschwäche liegt in Dir. Nur Du weißt, wovor Du die „Augen verschließt".

Das Unbewußte teilt sich Dir in Phantasien und Träumen über Symbole mit. Bei den Übungen „Eine Reise zu Dir" und „Die Augen sprechen" kannst Du Dich ausgiebig mit dieser Symbolik beschäftigen.

Phantasien oder Tagträume werden gerne mit einem „nur" abgetan, es wäre ja „nur Phantasie" oder „nur Traum". Vielleicht weißt Du, daß Träumen lebensnotwendig ist, im Traum Probleme bearbeitet und gelöst werden und Du verrückt würdest, wenn man Dich nur zwei Wochen lang am Träumen hindern würde.

Auch Tagtraumbilder, Bilder aus der Phantasie, haben einen Bezug zu Dir, selbst wenn Du sie nicht logisch in-

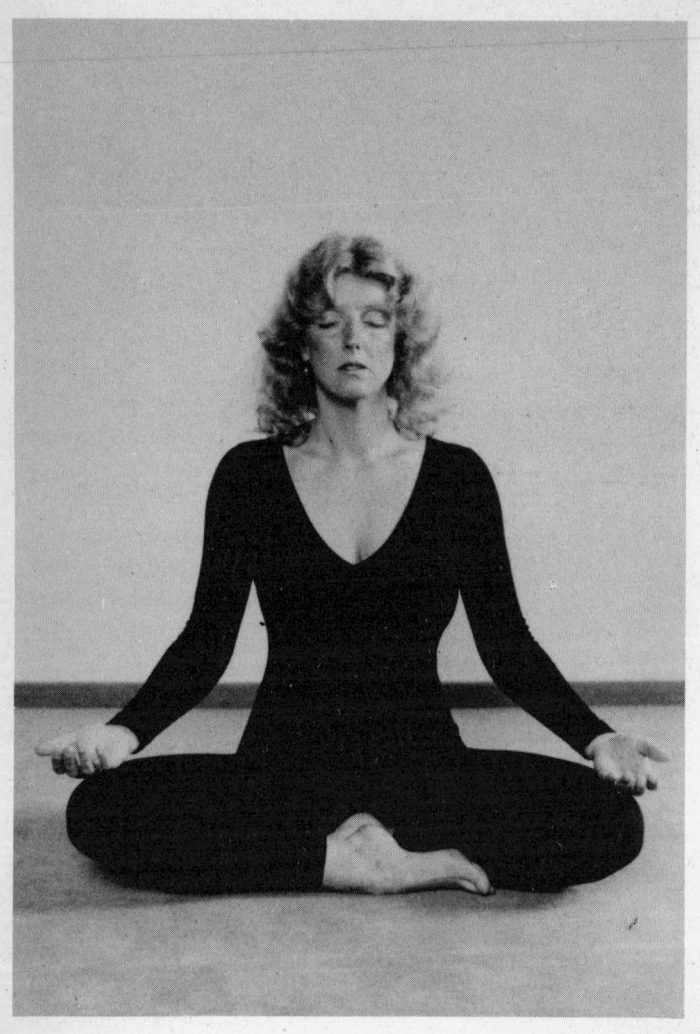

terpretieren kannst, weil Du ihre Symbolik nicht verstehst. Kein Bild in Dir entsteht zufällig, und deshalb ist es wichtig, hinzuschauen und zu akzeptieren, was *in* Dir ist.

# Antwort im Traum

Beziehe die Traumebene in den Prozeß, der zu einem besseren Sehen führen soll, mit ein. Stelle Dir jeden Abend vor dem Einschlafen die Frage: „Was muß ich wissen, um meine Sichtweise zu verstehen?"

Wiederhole diese Frage flüsternd oder halblaut einige Minuten lang und nimm sie so mit in den Schlaf. Versuche Dich morgens nach dem Erwachen an Eingebungen und Träume zu erinnern. Vielleicht sind Erkenntnisse bezüglich Deiner Art zu sehen dabei. Doch auch wenn Du Dir noch keinen Reim darauf machen kannst, beschäftige Dich intensiv mit dem, was Dir dazu in den Sinn kommt.

Notiere Deine Träume nach dem Aufstehen in Deinem Tagebuch. Wenn Du magst, kannst Du auch einzelne Traumbilder malen. Das regt zusätzlich Deine visuelle Wahrnehmung an.

Solltest Du nachts mit einem Traum erwachen, schreibe ihn sofort auf, sonst vergißt Du ihn bis zum nächsten Morgen.

Stell Dir diese Frage immer wieder, jeden Abend, und gib nicht auf, wenn Du zunächst keine Antwort erhalten solltest.

Die Beschäftigung mit den Träumen eröffnet Dir eine ganz neue Welt der Erkenntnis. Die Welt der Träume gehört dazu, wenn Du die Ganzheit Deines Wesens erfahren willst.

# Meine Ängste

Auf dem Weg aus der Enge des Verspanntseins lohnt es sich, Dir einmal Deine Ängste bewußt zu machen. Denn Angst ist es ja, die Dich behindert, verkrampft, Deine Energie blockiert und Deine Wahrnehmung beeinträchtigt. In der Regel neigt man dazu, sie zu verdrängen. Damit ist das Problem natürlich nicht gelöst, denn „was verdrängt ist, das drängt". Angst bindet Energie, die Du freisetzen kannst. Das bedeutet einen Zugewinn an Lebenskraft und Lebensfreude.

Hinzu kommt, daß Ängste Mechanismen sind, weil sie der Vergangenheit entstammen und im Hier und Jetzt nichts mehr zu suchen haben. Es sind meist Verhaltensmuster aus der Kindheit.

Es ist sehr hilfreich, wenn Du Deine Ängste schriftlich festhältst. Lege eine Liste an mit der Überschrift „Meine Ängste" und schreibe nieder, was Dir an Ängsten in den Sinn kommt. Gestehe Dir ehrlich ein, wovor Du Angst hast oder Dich fürchtest. Zähle wirklich alles auf, von der kleinsten und geringfügigsten bis zur größten und erschreckendsten Angst und Sorge. Nimm Dir genügend Zeit für diese Übung und vervollständige diese Liste in mehreren nachfolgenden Tagen. Wichtig ist dabei das Niederschreiben. Auf diese Weise legst Du Dich fest und bringst es aus Dir heraus. Die Ängste werden Dir bewußter, wenn Du sie aufschreibst, als wenn Du nur darüber nachdenkst.

Du wirst sehen, es fühlt sich gut an, wenn Du Dir Deine Ängste eingestanden hast.

Doch nun folgt der zweite Schritt, die Befreiung, nämlich Deine Ängste loszuwerden. Das ist möglich, indem Du sie durchlebst, durch sie hindurchgehst. Nur wenn Du Dich öffnest und anschaust, was Dir Angst macht, kannst Du Ängste loswerden. Beginne mit Deinen kleineren Ängsten. Du wirst dabei erleben, daß viele bereits überholt oder gar unberechtigt sind, auch belanglos, und die Angst damit eigentlich schon überflüssig ist. Diese Übung kann zu einer großartigen Erfahrung werden, denn Du überschreitest Grenzen, verläßt alte eingefahrene Verhaltensmuster und erfährst neue Lebensbereiche. Befreiung von Ängsten ist immer mit Entspannung verbunden, mit Loslassen. Und das kommt Deinen Augen zugute.

Wenn Du beispielsweise vor Dunkelheit Angst hast, dann erlebe sie einmal ganz bewußt, mit allen Gefühlen und Empfindungen, die Du damit verbindest. Setze Dich in ein dunkles Zimmer, in den Keller, oder geh nachts im Wald spazieren. Beobachte genau, wie es Dir dabei ergeht, welche Gefühle aufkommen, vielleicht sind es Bilder oder Erinnerungen im Zusammenhang mit Dunkelheit. Laß alles zu und sei ruhig stolz auf Deinen Mut. Schreibe hinterher Deine Erfahrungen nieder.

## Spiegelmeditation

Mit Deinen Augen nimmst Du Eindrücke nicht nur auf, sondern Du drückst auch viel über sie aus. Ihnen entströmt viel Energie, und Du kannst über sie Gefühle zeigen oder Dich verschließen.

Die Spiegelmeditation ist eine Methode, mit Dir und Deiner Gefühlswelt intensiv Kontakt aufzunehmen.

Stelle oder setze Dich täglich 10 Minuten vor einen Spiegel. Schau Dir ins Gesicht, in Dein linkes Auge. Wie fühlst Du Dich dabei? Kannst Du es ertragen, Dich so konzentriert anzusehen? Wenn nicht, ist diese Übung besonders wichtig für Dich.

Betrachte das linke Auge deshalb, weil es von der rechten Gehirnhälfte her innerviert ist und dort die Gefühls- und Traumwelt lokalisiert ist. Dein linkes Auge ist Dein „Gefühlsauge". Wenn Du Dich so anschaust, dann drücke aus, was Dich bewegt. Das wichtigste bei dieser Übung ist der spontane stimmliche Ausdruck von Gefühlen. Du setzt Gefühle direkt und ohne Zeitverzögerung in Ausdruck um.

Wundere Dich nicht, wenn Du verschiedenartigen Gefühlen begegnest. Es ist möglich, daß Du Dich heftig beschimpfst und Dir im nächsten Augenblick etwas Nettes sagst. Laß einfach alles zu.

Über diese Meditation lernst Du, Gefühle zu erspüren und umzusetzen. Wenn Dir das Deinem Spiegelbild gegenüber gelingt, wirst Du damit auch anderen Menschen gegenüber immer weniger Schwierigkeiten haben. Denn wie willst Du Dich anderen öffnen, wenn Du nicht einmal zu Dir stehen kannst?

Solltest Du keine Gefühle erleben, ist das ein Alarmzeichen. Dann hast Du Dich verschlossen und abgestumpft, und die Spiegelmeditation sollte in Zukunft zur täglichen Übung werden.

# Eine Vertrauensübung

Geh mit Deinem Partner oder einem guten Bekannten spazieren. Bitte ihn unterwegs, Dich zu führen. Er soll Dich bei der Hand nehmen oder am Arm halten. Du schließt die Augen und überläßt Dich ihm. Er kann Dich nun geleiten, wohin er will. Über Wiesen und Wege, durch einen Wald, bergauf und bergab. Seiner Phantasie sind keine Grenzen gesetzt.

Er kann Dich auch Erde, Gras oder die Rinde eines Baumes befühlen lassen, sein Tempo verändern und mit Dir ein Stück rennen. Ein Stück des Weges, wo Du ganz sicher nicht stürzen kannst, läßt er Dich vielleicht auch alleine gehen.

Du wirst dabei ganz elementare Erfahrungen machen. Zunächst ist es eine Vertrauensübung. Du kannst prüfen, inwieweit Du diesem Menschen vertraust. Es können auch Ängste in Dir aufkommen, besonders dann, wenn Du mit Unerwartetem konfrontiert wirst. Deine Wahrnehmungsfähigkeit wird auf allen Sinnesebenen beflügelt, Du fühlst den Atem intensiver und den Kontakt zum Boden. Du achtest auf Deine Schritte, bist dadurch sehr erdverbunden und wirst vieles mehr an Dir entdecken.

Laß auch bei dieser Übung all Deine Gefühle zu und gestehe sie Dir ein und berichte auch Deinem Partner davon.

# Licht-Dunkelheit-Meditation

Den Atem als Polarität von Ein- und Ausatmen hast Du ausgiebigst kennengelernt. Verbinde ihn mit einem weiteren Gegensatzpaar: Licht und Finsternis. Über die Vorstellung des rhythmischen Fließens von Hell und Dunkel kannst Du im Körper Energien in Fluß bringen und damit Blockaden lösen. Diese Meditation verhilft Dir auch einmal mehr zu einem gesteigerten Körperbewußtsein.

Bleibe morgens nach dem Erwachen noch im Bett liegen und stelle Dir vor, wie ein Strom hellen Lichts mit dem Einatmen am höchsten Punkt des Kopfes in den Körper strömt, durch ihn hindurchfließt bis zu den Füßen und durch die Fußsohlen austritt. Beim Ausatmen strömt Dunkelheit in die Füße ein und durch den ganzen Körper hoch bis zum Kopf, wo sie am höchsten Punkt wieder austritt.

Atme so langsam wie möglich, um viel des Weges durch den Körper visualisieren zu können.

Dasselbe mache auch abends vor dem Einschlafen, jeweils mindestens 15 Minuten lang. Solltest Du abends darüber einschlafen, um so besser. Über das Unterbewußtsein wirkt die Vorstellung noch weiter.

Diese Meditation wird Dich ausgeglichen machen. Beim Einatmen führst Du Dir bewußt aktive, kreative Energie zu, beim Ausatmen kannst Du loslassen, geschehen lassen, bewußt passiv sein. Das bringt Dich wiederum zur Mitte, ins Gleichgewicht.

# Eine Reise zu Dir

Auf einer Reise in Dein bisheriges Leben kannst Du viel über Dich erfahren, über Verhaltensweisen und Mechanismen, und die Hintergründe Deiner Sehstörung könnten Dir klarer werden. Diese Reise erlebst Du in einem etwas anderen Bewußtseinszustand als dem des Wachens, wie er z.B. in tiefer Entspannung vorherrscht. Das erhöht die Fähigkeit des Visualisierens noch.

Die Bilder, die in Dir aufsteigen, müssen nun nicht unbedingt Deiner Erinnerung entstammen, sondern können auch aus dem Bereich der Phantasie sein.

Die Einleitung zu dieser Reise kannst Du Dir auch von einem Partner langsam vorlesen lassen, oder Du sprichst sie auf Kassette. Achte auf entsprechende Pausen nach den einzelnen Entspannungsschritten, um Dir Zeit zum Loslassen zu geben. Lege Dich bequem auf eine Liege in einem Zimmer, wo Du die nächste halbe Stunde nicht gestört wirst. Decke Dich leicht zu, auch wenn Dir im Moment nicht kalt ist. Das erhöht das Gefühl der Geborgenheit. Um nicht einzuschlafen, solltest Du diese Neigung von Entspannungsübungen oder Meditationen her kennen, gibt es einen bewährten Trick: Laß die ganze Zeit über einen Arm im Ellenbogen eingewinkelt und halte den Unterarm senkrecht aufgestützt. Beim Einschlafen würde er umfallen und Dich dadurch wecken. So bleibst Du wach.

Schließe die Augen.

Geh mit Deinem Bewußtsein zum Körper. Spüre ihn, seine ‚Schwere‘ und die Stellen, die unmittelbaren Kontakt zur Liege haben. Spüre die Unterlage, die ihn trägt. Füße und Beine liegen da, als wärst Du mit schweren Stiefeln weit gewandert, so schwer und müde. Deine Hände und Arme fühlen sich an, als hättest Du schwere Taschen weit getragen. So schwer und müde sind Arme und Beine, wie nach einer langen Wanderung mit schweren Stiefeln und schweren Taschen. Doch Du selbst bist ganz wach. Dein Körper ist schwer und müde, und Du bist wach, ganz klar.

Spüre den Körper und spüre Deinen Atem. Das Ein- und Ausströmen des Atems. Lausche dem Atem. Er führt Dich tiefer und tiefer in die Ruhe, ganz automatisch.

Wenn Gedanken auftauchen, laß sie vorüberziehen, wie Wolken im Wind. Und geh mit Deinem Bewußtsein wieder zum Atem.

Vor Deinem inneren Auge entwickelt sich ein Bild. Es ist eine lange, grüne Treppe. Du siehst ihre Stufen vor und unter Dir, und machst Dich auf den Weg. Du gehst Schritt für Schritt und Stufe für Stufe diese Treppe hinab. Mit jedem Ausatemzug eine Stufe tiefer.

Am Ende der Treppe kommst Du an eine Tür. Bleib

davor stehen und sieh Dir diese Tür an. Es werden Buchstaben sichtbar. Die Buchstaben auf der Tür formieren sich zu Worten, und schließlich kannst Du lesen: „Meine Angst zu sehen". Schau Dir die Buchstaben und Worte genau an und laß den Satz auf Dich wirken.

Dann öffne die Tür. Geh hindurch und schau, was ist. Akzeptiere, was Du siehst und geh durch alle Bilder und Situationen. Es werden Erlebnisse aus der Erinnerung dabei sein, aber auch symbolträchtige Phantasien. Beides ist gleichermaßen wichtig. Schau Dir alles an und nimm Dir genügend Zeit dafür.

Dann komm langsam zurück ins Hier und Jetzt. Laß die Bilder sich zurückziehen. Spüre Deinen Körper, wie er daliegt. Atme ganz bewußt einige Male tief durch. Beuge und strecke die Arme, bewege den Körper — und zum Schluß öffne die Augen.

Beschäftige Dich im Laufe des Tages oder spätestens tags darauf nochmals mit dem Erlebnis der Reise. Rufe die Bilder in Erinnerung und schreibe Deine Erlebnisse nieder. Dein Tagebuch ist dafür der richtige Ort.

Vielleicht erkennst Du nach einer Anzahl solcher Reisen so etwas wie einen roten Faden, der sich hindurchzieht und auf die Hintergründe Deiner Sehstörung hinweist. Wichtig ist wieder einmal der Ausdruck über die Schrift, das Herausbringen aus Dir.

Das wirkt wie eine Befreiung, und durch das Schreiben wirst Du Dir selbst gegenüber verbindlich. Du stehst zu Deiner Welt. Denn alles, was Du auf den Reisen erlebst, hat mit Dir zu tun, alles ist in Dir.

# Die Augen sprechen

Setze oder lege Dich entspannt hin. Schließe die Augen. Spüre den Körper und durchwandere ihn von den Füßen bis zum Kopf. Spüre bewußt die Fußsohlen, die Füße, ihren Kontakt mit der Unterlage. Dann geh mit dem Bewußtsein in die Waden, die Unterschenkel, über die Knie zu den Oberschenkeln. Wie fühlt sich das Gesäß an, das Becken, der Rücken? Du gelangst über Dein Zentrum nach oben, machst Dir den Oberkörper bewußt, den Schultergürtel, gehst dann die Arme hinunter zu den Händen. Geh mit dem Bewußtsein zum Nacken. Lockere und löse die Spannungen im Schulter- und Nackenbereich. Zuletzt der Kopf: Laß die Augenlider entspannt, auch den Mund, den Unterkiefer, die Kopfhaut.

Wenn Du irgendwo im Körper noch Spannungen verspürst, geh mit dem Bewußtsein dorthin. Und stell Dir vor, daß der Atem hier ein- und ausströmt. Atme durch spürbare Spannungen und Verkrampfungen hindurch.

Der ganze Körper ist nun angenehm entspannt, etwas müde und schwer. Wenn Du befürchtest einzuschlafen, so stell jetzt einen Unterarm auf, wie in der vorherigen Übung beschrieben.

Du spürst den Körper. Und Du spürst den Atem. Folge Deinem Atem. Er führt Dich tiefer und tiefer in die Ruhe, eine Ruhe, die in Dir ist. Tiefer und tiefer.

Geh jetzt mit Deinem Bewußtsein zu Deinen Augen. Frage sie, was sie Dir zu sagen haben, und höre auf sie. Achte auf Worte, Sätze, auch auf Bilder und andere Eindrücke. Laß Deine Augen zu Dir sprechen. Akzeptiere sie, denn sie sind ein Teil von Dir.

Wenn Du genug vernommen hast, geh wieder zum Körper, ateme tief und bewußt durch, beuge und strecke die Arme, bewege Dich und öffne die Augen.

Schreibe auch diese Erfahrungen nieder und beschäftige Dich intensiv mit dem, was Deine Augen Dir mitgeteilt haben. Du kannst sicher sein, es hängt mit Deiner Sehstörung zusammen. Wenn Dir die Augen nichts zu sagen hatten, akzeptiere auch das. Du bist nur noch nicht offen dafür. Sicher klappt es beim nächsten Mal.

# Übungsprogramme

Du bist nun mit den Übungen vertraut und hast entsprechende Erfahrungen gemacht. Im folgenden schlage ich Dir einige Programmabläufe vor, die Dir eine tägliche Stütze bieten können und Dich motivieren sollen auf Deinem Weg der Selbsterkenntnis und Sehverbesserung.

Ich empfehle Dir, neben der Übungspraxis den theoretischen Teil über das Sehen nicht zu vergessen und begleitend noch des öfteren zu lesen.

Den Abschnitt „Meditation und Selbsterfahrung" erwähne ich bei den Programmen nicht. Beschäftige Dich damit nach eigenem Ermessen.

Wichtig ist, Dir während des Tages immer wieder Deine Sichtweise und Deine Sehgewohnheiten bewußt zu machen, die Brille abzunehmen, falls Du sie noch brauchst, zu blinzeln und loszulassen, nicht zu starren.

Die angegebenen Übungszeiten sollen Richtwerte sein, an die Du Dich nicht zwanghaft halten mußt.

Wähle das Programm nach Deiner Sehschwäche und der Zeit, die Du Dir zum täglichen Üben gibst.

# Emotional Gehemmte und Kurzsichtige

## 35-Minuten-Programm

| | |
|---|---|
| 1 Min. Strecken und Dehnen | S.37 |
| 2 Min. Kopfrollen | S.97 |
| 5 Min. Langes Schwingen | S.56 |
| 5 Min. Energetisieren | S.93 |
| 5 Min. Beckenkreisen | S.84 |
| 5 Min. Malschwünge | S.62 |
| 10 Min. Palmieren | S.44 |
| 2 Min. Schütteln | S.37 |

## 10-Minuten-Programm

| | |
|---|---|
| 2 Min. Brustdehnung | S.90 |
| 2 Min. Schulterrollen | S.100 |
| 2 Min. Nackenreiben | S.98 |
| 2 Min. „Hau ab!" | S.108 |
| 2 Min. Langes Schwingen | S.56 |

## 30-Minuten-Programm

| | |
|---|---|
| 5 Min. Sonnen | S.50 |
| 5 Min. Palmieren mit Farben | S.48 |
| 3 Min. Aktive Akkomodation | S.61 |
| 5 Min. Energetisieren | S.93 |
| 2 Min. Becken fallen lassen | S.85 |
| 10 Min. Holzhacken | S.105 |

### 20-Minuten-Augenprogramm

# Emotionszentriertes Programm

# Überaktive und Weitsichtige

### 25-Minuten-Programm

## 30-Minuten-Programm

# Altersweitsichtige

## 30-Minuten-Programm

# Literaturhinweise

Don Ethan Miller, *Bodymind*, Herzschlag, 1983
John Selby, *Wieder klar sehen*, Herzschlag, 1983
Lisette Scholl, *Das Augenübungsbuch*, Gillessen-Orlopp, 1981
George Pennington, *Kleines Handbuch für Glasperlenspieler*, Irisiana, 1981
Ron Kurtz/Hector Prestera, *Botschaften des Körpers*, Kösel, 1984
Alexander und Leslie Lowen, *Bioenergetik für Jeden*, Kirchheim, 1983
Cäsar Schwieger, *Bio-Energetik-Praxis* Sensus Fachbuchhandlung und Verlag für humanist. Psychologie, Werner Flach, 1977
Bhagwan Shree Rajneesh, *Das Orangene Buch*, Sambuddha, 1982
Thorwald Dethlefsen/Rüdiger Dahlke, *Krankheit als Weg*, Bertelsmann, 1983

W. Teschler
**DAS
POLARITY-HANDBUCH**
Eine praktische Einführung in
die harmonisierende und
heilende Energie-" Massage"

124 Seiten
durchgängig illustriert
DM 12,80
ISBN 3-924624-03-8

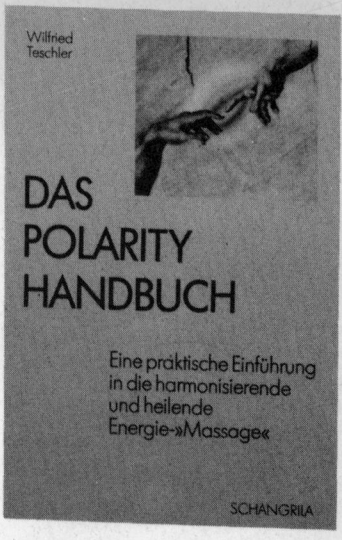

Wilfried
Teschler

DAS
POLARITY
HANDBUCH

Eine praktische Einführung
in die harmonisierende
und heilende
Energie-»Massage«

SCHANGRILA

"Das Polarity-Handbuch" stellt
eine wirksame Methode dar, in
der es darum geht, blockierte
und fehlgeleitete Energieen
wieder in Fluß und ins Gleichgewicht zu bringen und gleichzeitig
Prozesse der emotionalen
und körperlichen Befreiung
und geistigen Erkenntnis
auszulösen.
"Polarity" ist einerseits
praktische Handhabung. Durch
Auflegen und Führen der Hände
werden Energieblockaden auf-
gelöst und harmonisiert. Die
detailliert beschriebenen
Übungen und Griffe geben
dem geübten Anwender und
dem, der sich die Möglichkeiten
von "Polarity" erschließen
möchte, gleicherweise Anleitung
und Anregung.

"Polarity" ist andererseits Ver-
innerlichung, will den Menschen
zu seiner Mitte führen, es weist
einen möglichen Weg zum Eins-
sein mit sich selbst und mit der
Welt. "Polarity" ist eine Methode
der Neuen Zeit, denn überall
bahnt sich die Erkenntnis an,
daß alles Polare der Ergänzung
und Ganzwerdung dient.
Wilfried Teschlers Buch vereinigt
also Theorie und Praxis, Wissen
und Intuition, Äußerliches und
Innerliches, Greifbares und
Unfaßbares, Hand und Herz zu
einem praktischen Werk über ein
System der Körperenergie-
balance, dessen Wirksamkeit
jeder an sich selbst ausprobieren
und erfahren kann.